健康生活新开始

〔美〕哈维·戴蒙德 著　荀寿温 译

南海出版公司

新经典文化股份有限公司
www.readinglife.com
出　品

健康生活新开始

目 录

第二部分　CARE 计划

附　录

序　言

《健康生活新开始》是一本不同寻常的书。

这本书不仅重新审视了疾病及其治疗方式，更重要的是让人们的观念发生了重要转变——从治疗疾病为主到预防疾病为主。如今，人们越来越重视自己的健康，《健康生活新开始》让每个人能够根据自己了解的情况做出决定，对自己的健康负责。实际上，它还加速了这一过程。

随着医疗知识的普及，过去医生无所不知的神话正在破灭。举例来说，医生对于癌症的成因知道多少？少得可怜。事实上，人类对多数癌症的成因还无法确定。虽然心脏病仍然是人类健康的头号杀手，癌症却是我们最恐惧的疾病。不幸的是，有些癌症，比如乳腺癌，发病率几十年来一直呈上升趋势，我们却仍然不明原因。50多年前，当时的美国总统理查德·尼克松发起了一场对抗癌症的战役；几十年过去了，美国花费了约300亿美元，癌症的死亡率却依然居高不下。1997 年，芝加哥大学的约翰·贝勒博士和希瑟·格尼克博士在《新英格兰医学杂志》上发表了一篇对比癌症研究经费和癌症死亡率的文章，并得出如下结论：新的癌症治疗方法“大都令人失望”；最有希望战胜癌症的方法，是致力于全民预防。

让我们来看哈维·戴蒙德的《健康生活新开始》。这不是一本医学教科书。医学教科书探讨的只是疾病的诊断和治疗，而《健康生活新开始》涵盖的内容要广泛得多。它虽然也谈论诊断和治疗疾病，但真正要传达的信息是：**疾病是可以预防的**。而且，医学教科书通常不带感情地分析问题，读起来枯燥无味；本书却充满真人真事的案例、鼓舞人心的观点和管理自身健康的合理方法，读来生动有趣。本书有血有肉、生动活泼地谈及了多个领域：自然保健学、激励人心的康复案例、肿瘤切除手术、营养学、身心联系、素食、化疗、运动、放疗、淋巴系统，还有最重要的 CARE 三原则。

《健康生活新开始》对癌症这一复杂问题的研究令人振奋。哈维·戴蒙德揭示了癌症领域的很多奥秘，提出了一整套以自然保健原则为主的疾病预防方案，对传统思维方式提出了挑战。他猛烈抨击了医生在癌症诊断方式、病情控制和治疗手段上的墨守成规，阐述了自己对癌症的看法，并提出了一个简单而行之有效的治疗方案。当然，这个方案并非他的一家之言或者胡思乱想，而是建立在全球最知名的科研人员提供的坚实依据上。例如，他在探讨女性与乳腺癌这个问题时凭借的不仅是激情，还有从很多可靠渠道搜集到的、经过仔细分析整理的事实和研究成果。作为有史以来最受欢迎的健康饮食类畅销书——《健康生活》（*Fit for Life*，被译成 31 种文字，销量约1100万册）的作者，他将这些信息写成了人人都能看明白的书。同时，他自己30多年来对饮食与健康、疾病的预防、自然保健、瑜伽和东方医学的研究也是本书的信息来源。

《健康生活新开始》的出现令人欢欣鼓舞，它将改变你的生活方式、饮食习惯、娱乐方式和对疾病的看法。据我所知，无论是通俗读物还是科学书籍，在关于健康生活方面都不可能带给你超越本书的知识。每个人都应该读一读这本书，而且应该反复阅读。这是一本为你答疑解惑的书、一本给你切实希望的书，它将终结你对疾病的恐惧。

哈维关于促进健康、恢复活力的计划能让你拥有实在的安全感，当你为自己的健康做主时就会获得这种非常重要的感觉。一旦知道远离疾病（如癌症）的困扰是可以实现的，你将重获喜悦和希望。

我在普通外科学习期间治疗了数千名癌症病人，参与过多例肿瘤切除手术，这绝非愉快的经历。接受手术的病人失去的绝不仅是乳房、胃或前列腺等身体器官，由于癌症往往会复发，病人除了忍受身体上的痛苦，还得承受绝望无助、精神崩溃的折磨。我除了能在他们疼痛难忍时开一些吗啡类药物外，无法再为他们提供更多医疗援助，我能感受到病人绝望的心情。有时，我去病人家里探望，一些病人因为有家人的爱护、信仰的支持从而渡过难关，而其他人就没有这么幸运了。我深切地感到，医生必须找到一种方法，战胜这一夺去无数生命的疾病。然而据我所知，到《健康生活新开始》出现为止，我们能做的一直很有限。哈维的方案令我激动，我相信它确实有效，我相信要战胜这种最可怕的疾病，真正的希望就在于**预防**。

那么，是否有绝对可靠的科学依据证明本书提供的方案能够预防疾病呢？当然没有，生活往往不会如此简单。我想要花5000万美元、花上20年时间、研究两万个病例才能证明这个方案的成效。我记得美国国内关于吸烟能否导致肺癌的争论长达40年！尽管40年间有多达1400万美国人死于吸烟引发的疾病，但如今关于在公共场合禁烟的斗争仍在继续。哈维·戴蒙德呼吁，我们不应该在未来20年里无谓地等待，眼看着数百万人患上癌症，而是应该现在就采取措施，预防癌症的发生。既然流行病学的最新研究成果有力地证明了改变生活方式确实可以预防癌症（本书中有详细的介绍），我们应该可以得出结论：哈维的方案会奏效。遵循他的方案，人们至少可以更有活力、体形更苗条、感觉更健康，更好的是还可以预防一系列退行性疾病的发生。

当医生仍然把主要精力放在治疗已有的疾病上时，哈维·戴蒙德却把目光投向了掌控自己的生活以预防疾病。我确信《健康生活新开始》会成为现代健康领域的经典之作。每个人都应该读一读这本书，它能帮你驱散心中的忧虑和恐惧，代之以切实的希望。

肯尼思·克罗尔[1]

医学博士、国际外科学院研究员

---

① 克罗尔博士在哈佛大学医学院获得医学学位，并在斯坦福大学医学中心接受外科培训。——作者注

引　言

不一定每个人都会喜欢这本书，只有那些离不开食物的人才会对它产生兴趣。

食物——我最喜欢的话题——在我的生活中占据着十分重要的地位，我敢肯定多数读者都有同样的感受。要知道，每个人一生平均要吃掉大约70吨食物。你在获取食物、准备食物、享用食物上面消耗的时间和精力，在分解食物、取其精华、加以利用上面消耗的能量，占去了生命的绝大部分。这本书力图用简洁明了的语言让你明白：**只有你，才能决定自己是健康地活着还是疾病缠身**。

贯穿本书的主线是这70吨食物如何影响你的能量水平、健康状况和寿命长短。食物会影响人的寿命和生活质量，这一观点已被越来越多的人接受，但是这种影响到底大到什么程度，还有待人们充分了解。

要过健康的生活，有很多东西必不可少，如食物、水、空气、睡眠、运动、阳光、感情……其中，食物、水和空气是维持生命最基本的要素，缺了一样，生命就会很快消亡。可惜，我们无法控制吸入的空气质量，不过，我们可以在很大程度上控制摄入的食物和水的品质。

本书将引领你踏上探索发现之旅，你将了解自己神奇的身体是如何工作的，你将明白食物和水的品质如何强有力地影响身体健康和日常生活的方方面面，这对你来说可能是全新的体验。

我们生活在一个充满因果联系的世界里，事情不会毫无来由地发生，现在发生的事情都是你以前所作所为的结果。或许表面看来并非如此，但关乎健康的每件事确实都是按顺序、有组织地发生的。尽管看起来是有害的环境危害了健康，但超重、乏力、疼痛不适乃至严重的疾病等所有的一切都源于你对自己的身体做了不该做的事，或是源于你没有采取措施防患于未然。

2000 年我写作这本书的第一版时，美国每年死于癌症的总人数约为 55.2 万人，到 2020 年，这一数字增长到了 60.7 万人；2000 年，美国每年有 4 万多名女性死于乳腺癌，20 年后的今天，这一数字仍保持不变。尽管已经投入了数十亿美元的研究经费，并开展了无数类似“粉红丝带”这样旨在提高公众对乳腺癌认识的宣传活动，但乳腺癌导致的死亡人数并没有减少。

同样令人担忧的是儿童健康状况日益恶化的问题：肥胖症、自闭症、注意力缺失与多动障碍、哮喘和少儿糖尿病开始在儿童中流行。没有什么比日益增多的患病儿童人数更能反映美国的整体健康的了。

我们能为这种令人不安的状况做些什么吗？当然可以！我们必须明白，我们正处在一个十字路口。我们现在做出的决定和选择的方向，将对我们和我们所爱的人的健康产生巨大而持久的影响。

我们似乎被一种论调所主导，这种论调让我们吃不饱、营养不良，越来越依赖大量药物和补品来对抗长期营养不良的必然后果。同时，华而不实的广告宣传将食品标榜为天然和有益健康的，但实际上这些食品并不天然，也不真正有益于健康。

你可能会问，为什么要读一本主要内容写于多年前的保健图书呢？无论是一本上个星期出的书，还是一本写于上个世纪的书，都会告诉你地球在绕着太阳转，而本书所阐述的原则在今天仍然具有现实意义和实用性，甚至比我在写这本书的时候更有现实意义和实用性。这是因为这本书所涉及的人体生理知识、人体与食物的关系都没有改变，书中的原则与其他自然原则一样有效且令人信服，它们仍然是真实和适用的。

本书将带你踏上对健康的探索之旅。也许这是你第一次发现身体奇妙的工作原理，以及你摄入的食物和水的质量如何深刻影响你生活的方方面面，最终影响你的健康。

通常，人们接受的治疗分两种：事后治疗和预防。

事后治疗就是已经得病的人所接受的治疗，现在绝大部分治疗都属于这一种。医学院学生所受的教育也全部是关于事后治疗的，他们求学多年，就是为了学习如何在人们生病后对症治疗。人们只有生病后才会去治病，试图重获健康，没有人身体好好的就去看医生，不是吗？

预防就是预防疾病。恐怕没有哪件事像预防疾病这样说得多做得少，只有很少一部分科研资金用到这方面，而绝大部分资金都投向了事后治疗，如何预防疾病甚至没有被列入医学院的学习科目中。

2010 年 3 月 25 日，美联社报道称，“专家认为，三分之一的乳腺癌是可以避免的”，但我相信这个占比可以更高。路透社 2010 年 6 月 1 日报道，国际癌症研究会预测，到 2030 年全球癌症死亡率将达到 2008 年的两倍（世界卫生组织的数据显示，2008 年大约有 760 万人死于癌症）。但是，包括我在内的一些人仍然坚信更有希望的结果是有可能出现的。

在我们追求想要的那种高水平健康状态时，最好、最有力的盟友其实就在我们眼皮底下，我们却视而不见。我所说的这个盟友就而是人体自身的活力，人们对此熟视无睹，以至于忽略了这个天赐之物。是什么让流血的手指痊愈，是绷带还是抹在伤口上的药膏？当然都不是，而是人体自身。人体可以自我治疗、自我修复、自我维护。

《健康生活新开始》关注的是预防疾病，而不是事后治疗，是你在身体健康时为保持健康状态应做的事。我不想告诉人们生病后该做些什么，我想告诉人们怎么做才不会生病。马克·吐温说过：“人人都抱怨天气不好，却没人为此做些什么。”我觉得疾病的预防也是如此。每个人都在谈论预防疾病，但也就是谈谈，仅此而已。本书的目的是终止这种空谈，给你一个确定、具体、实际的方案，可以拿来就用，使你能够体验到健康、没有疼痛和疾病、充满活力的生活方式。我可以向你保证：获得这种人人渴望的高质量健康生活远比你想象的容易得多。

随着知识和理解不断加深，现在，我比最初写这本书时更加坚信它的价值和意义，我希望读者能够从这本书中获得对自己有帮助的信息。就像许多已经从这本书中受益的人一样，你可以看看这本书中包含的信息是不是你一直在寻找的方法，是不是具有常识性、逻辑性和可操作性的方法，是不是那些能让你和你的家人保持长期无痛、健康状态的方法。

我们在这个美丽星球上度过的一生是一段持续的探索之旅，不断探索着自身和周围的环境。如果你在这段旅程中保持身体健康、各个器官高效运转，前方就会是一片坦途，你的生活就会像一首欢歌，这就是拥有健康活力的美好之处。

祝福你！

哈维·戴蒙德

第一部分

健康是天赋权利

第一章

我发生改变的前前后后

我的第一本书出版后，记不清有多少人问我，怎么会对健康这个问题产生兴趣，怎么会懂得这么多关于食物和人体健康的知识，是在哪里学的，谁是我的老师，等等。看到我身材匀称，许多人还问，像我这样显然从不需要为体重操心的人（当然实情并非如此）怎么能指导别人减肥。

这是一段漫长而曲折的历程，我很愿意与你分享其中的点滴。在这个过程中，有时痛苦万分，有时滑稽可笑，与你的某些经历应该也有几分相似，相信你一定会觉得很有趣。

那天我刚跨出车门，一句刺耳的话就像冰锥一样扎进我的耳朵："喂，胖子！挪下车，那是我的车位。"啊？胖子！叫我呢？这个人显然是从国际关系学院辍学的，说话才会这么没教养。这家伙到底凭什么叫我胖子呢？我可是用了最可靠的掩藏肥肉的办法：穿着没有掖进裤子里的大码衬衣（比我的实际尺码大一号），下摆遮住了粗粗的腰围。我一直把自己的身形掩饰得很成功，可这位敏锐的先生一下子就把我刻意装扮、企图隐藏的外表戳穿了，说出了我自己只在某些瞬间才会承认的事实。好吧，我就是很胖，我讨厌自己是个胖子，这是我不幸的根源，我整天都为此犯愁：该不该吃东西？吃点什么呢？什么时候吃？我是不是又该减肥了？是不是干脆放轻松，想干什么就干什么，摆出“我就这样，喜不喜欢随便你”的样子？我为什么这么关心别人的看法？我怎么看看食物的图片都会胖起来？我怎么就不能像别人那样，想吃什么就吃什么却从来不长一点肉呢？我经历了 47 次节食，可为什么没有一次能减肥成功、体重不再反弹呢？

这些问题的答案可以归结为两点：第一，当时我还没有承认自己贪吃；第二，从来没有人教我如何去吃。我不是说没人教我怎样把食物送进嘴里，这用不着教，我生来就是吞咽食物的专家，我的意思是从来没有人教我要根据身体的需要来进食，而不是只满足口腹之欲。有人教过你吗？有人告诉过你身体有特定的需要和极限不容违背吗？如果不满足身体的需要，还让身体超负荷运转，形形色色的健康问题就会接踵而来，让你不胜其扰，超重就是其中一个严重的问题。要是有人确实在某个时候教过这些东西，那天我肯定缺席了。我得到的唯一教诲是“食物分四大类，每类都要多吃”，对此我谨记在心，就像有人拿枪抵着我的脑袋似的严格遵守，结果却是体重失控。每次吃完饭后或照镜子时，我都觉得心中有愧，由于无法理解自己出现的问题，我经常陷入沮丧和苦闷，因为不得不买肥大的衣服而在情绪上屡受困扰，在海滩上会感到窘迫不安，还要经常回答这样的问题："你为什么不减肥呢？"更让人羞愧的是，每过一段时间我就得严格控制饮食，这等于向全世界公开承认，我又超重了，不得不再来一次折磨人的节食，我想吃的东西又都不能吃了。

我总是气呼呼的，尤其对吃什么都不胖的人看不顺眼。他们好像能吃下任何塞得进嘴巴的东西，体重却不增加一丝一毫。而我呢，就是从餐馆门前经过都能长 2 千克。

我说的这些有没有你觉得很熟悉的地方？你的故事或许不同，但是我的某些经历肯定会引起你的共鸣。你是不是已经受够了这样的折磨？你是否愿意现在就尝试能给你带来持久效果的合理减肥方法？抑或是，你还要经历更多的痛苦不适，吃更多的减肥药，再来几次夺走就餐乐趣的节食之后，才能没有丝毫怀疑地相信节食确实没用？尽管节食至多只能带来暂时的改变，但是由于"见效很快"，所以一直受到人们的追捧，而合理的减肥方法却长久以来乏人问津。

如果你愿意把暂时性的节食方案抛在脑后，把生活纳入自己的掌控之中，你将在本书中惊喜地看到寻觅已久的东西。在理想的情况下，我们每个人小时候原本应学到这些知识，至于用还是不用，我们可以自行决定；但是，我们阴差阳错地失去了应有的权利，就像毫无戒备的无辜婴孩一样被丢进密林深处，没有指南针，没有路牌，没有向导，我们不得不尽全力自谋生路。我们从此迷失了方向，百般尝试仍是白费力气。不过，我希望下面的事实可以带给你慰藉：世界各地有很多人，已经从言过其实的虚假承诺和艰辛痛苦的节食减肥导致的困境中走了出来，过上了幸福的生活——无需节食，没有痛苦，身材匀称，健康快乐。只要你愿意，就可以加入他们的行列。这可不是你能不能成功的问题，而是你想不想加入的问题，选择权就在你自己手中。

继续读这本书，你会发现：这里没有能让你在睡梦中恢复健康的神奇药方，没有侮辱智商的奇特承诺，也没有违背常理、不合逻辑、荒诞不经的效果担保。这本书是为了唤醒那些最终愿意按照自然法则和身体的实际需要正确行事的人，让他们告别长久以来主导保健领域的走过场式的临时措施。

你将看到一种合乎常理、切实可行的生活方式，它尊重并支持身体的功能，让身体通过自身非凡的能力来达到最佳健康状态。

我叫哈维，是个贪吃狂

我现在六十多岁，从不记得自己有不贪吃的时候。值得庆幸的是，现在我可以控制自己的食欲而不再受制于它，因为我学会了如何在增进健康和保持良好体态的同时充分享受饮食的乐趣。

演讲时，我总喜欢这样开头："你们有多少人喜欢吃东西？请举手。"话音刚落，预期的反应马上就出现了，通常还伴随着阵阵笑声，听众的手臂齐刷刷地举起来，拼命地晃动着，宛如成群的鸟儿一起扇着翅膀。要想得到比这更热烈的反应，我想只有一个问题："你们有多少人喜欢呼吸？"不过，有些人真的把食物看得比呼吸更重要。

坦白说，如果吃在你的生活中不是一件大事，可能你现在就不会读这本书了。况且，吃怎么可能不是大事呢？它是我们一生最早学会的事情之一，与我们有着最深切的情感联系。吃绝不只是一个生理现象，我们与食物之间的情感联系对于我们吃什么和什么时候吃所产生的影响，远远超出大多数人的认识。

出生前，我们漂浮在妈妈子宫的柔波里，陶然忘我，无忧无虑，舒适安全，我们所有的需要都能及时得到满足。然后，决定命运的那天来临，我们被拽出那个安全封闭的温柔乡，来到这个明亮宽敞的现实世界。那一刻，我们多么震惊，只想再回到过去九个多月待过的熟悉、舒适、亲切的环境中。那么，我们在这个明亮嘈杂的陌生世界里最先碰到了什么事呢？值得欣慰的是，由于协助我们出生的那些人的大脑发育得比较完全，我们不用再一出子宫就被粗鲁地倒提起来照屁股拍上几下，而是会被放进妈妈的怀抱，让我们在出生这个或许是人生最可怕的经历中暂时定下神来。躺在妈妈充满爱意的臂弯里，又听到九个多月来一直陪伴我们的熟悉的心跳声，更美妙的是品尝到了妈妈柔软、温暖的乳房里美味又营养的乳汁，好像一切又恢复了正常。对于我们这些娇嫩的新生命来说，先前那些最令人恐惧不安的伤心时刻终于过去了，这全靠什么呢？猜对了，就是食物。

对我来说，从那天起，从心中的恐惧不安被第一顿美餐赶走开始，对食物的种种复杂情感——痛苦、渴望、厌恶、喜爱、不满、需要和迷恋——就一直主宰着我。我的整个一生都围着食物转，想它，谈它，写它，研究它，当然也包括吃它。我热爱食物，也爱吃，这并不仅是为了享受生理上的种种乐趣——看见喜爱的美食，品尝不同的风味，体会美食含在嘴里的喜悦，感受饥肠辘辘时食物下肚带来的满足感——远不止这些。我很难向你讲清楚吃东西涉及的所有心理和情感因素，但在我还是小孩子时就已经清楚地意识到，食物不仅可以维持生命，还有很多别的作用：可以作为奖励——“你打扫完房间就可以多吃一块煎饼”；可以作为惩罚——“够了，今天不许吃晚饭”；可以作为条件——“像个好孩子那样，安安静静坐在这里，我就给你买个大甜筒冰淇淋”；可以作为威胁——“再多说一个字，就别吃甜点了”。看上去，好像生活中的各个方面都与食物有联系。

我们家有 5 个孩子，全是男孩。我长身体那时候，家里并不富裕，所以我和兄弟们在晚餐桌上的竞争非常激烈。饭菜通常不够让每个人都再来一份，自然是谁先吃完了第一份，就可以首先提出请求：“我可以再来一份吗？”无论谁设法吃上了第二份饭，整晚都会像得了荣誉勋章一样得意洋洋，像打了胜仗的拿破仑一样趾高气扬。事实上，为了确保能再来一份，我们不能狼吞虎咽地吃下第一份饭，仿佛随时都会有人把盘子撤走一样，那样意图就太明显了。我父亲可不是个好糊弄的人，他就像一位执法严明的船长一样主持着晚餐大局。他喜怒无常，你永远都不知道什么时候你的不当举止会引发他的怒火。如果他看出你狼吞虎咽就是为了抢在别人前面吃上第二份饭，他就会骂你，拍你的脑袋，吩咐你一个人洗所有的碗碟，或者采用最可怕的惩罚手段——命令你立刻离开餐桌，连第一份饭都休想吃完。所以，想吃第二份，就要做得很巧妙，甚至要很科学，你得尽快吃完，又不能让别人看出来。当然，你吃饭的速度还取决于桌上其他人吃得有多快，所以你得用余光来回瞄着别人的盘子，看他们吃了多少，再决定自己吃多少，这样才能在别人吃完最后一口之前，抢先一步把自己剩下的那口饭填进嘴里（别忘了，他们也在这么干），然后嘴里含着饭，急忙喊：“我可以再来一份吗？”——千万别把嘴里的饭喷出来，否则就死定了，所有的努力都会白费，第二份饭肯定没指望了。我记得妈妈总在饭桌上提醒我们：“急什么，谁追着你们啦？”情况就是如此，不用我说你也知道，在我们家，饭后的消化不良就像饭后的脏盘子一样常见。

如今，回想起多年来学到的关于吃饭的态度和就餐环境的重要性，我对性格形成时期的那段经历感到不寒而栗。对待食物，应该恭敬虔诚，以示感激；应该细嚼慢咽，体会食物不同的风味，又不至于使身体一下子负担过重。最理想的情况应该是，在进餐时播放美妙的音乐，让餐桌充满欢笑，到处都洋溢着幸福、美好的情绪。食物的价值只有在充满爱意、友好、体贴的氛围里才能最大程度地发挥出来，而我们家的进餐氛围充满竞争、担忧和恐惧，缺少欢乐，这使我在成长过程中形成了很不健康的就餐习惯。直到今天，我仍然要经常刻意提醒自己慢慢咀嚼、放松心情，否则就会发现自己又像以前一样狼吞虎咽地吃下所有食物。有时候，跟朋友一起出去吃饭，我觉察到自己老毛病又犯了时，就会抬头看看，感觉好像每个人都在盯着我看；有时候，我自己尚未察觉，朋友就已经在问：“哈维，很饿吗？”或者是“今天都忙什么了，忘了吃饭吗？”

我至今无法排队吃自助餐或快餐，站在那里我会觉得嗓子发堵，心怦怦直跳，整个人变得紧张易怒，总觉得轮到我的时候，食物就不够了或者好东西就没有了。这种感觉太可怕了！我曾经强迫自己排队等候，借以消除这种感觉，但到目前为止还是每次都觉得不自在。这真是不可思议，就好像童年经历带来的这些感觉已经被编成生物密码，写入了我的细胞。你呢？你有没有自己的饮食习惯或模式，它似乎控制了一切，可你却不明白为什么会这样？其实，我们每个人都有自己的饮食习惯，但并不是所有习惯都不好，不过我们对好习惯不感兴趣，它们无需纠正，那些坏习惯才是我们要找出来验明正身并打包送走的。

在我成长的时期，家里人没有一点健康饮食观念，我们爱吃什么就吃什么，想什么时候吃就什么时候吃，但是我认为，前面提到的那些晚餐最该为我的贪吃负责，它们是造成我为食物发狂、失去理智、迷恋成瘾的罪魁祸首。

当然，并不是每顿晚餐都像前面描述的那样可怕，有时候饭菜很多，每个人再来一份后，还能剩下一些到第二天中午或者晚上再吃。妈妈就是这么打算的，比如，她做炸鸡的时候就会这样安排。在 20 世纪 50 年代，鸡肉卖得很便宜，是花小钱吃大餐的好选择。所以，当妈妈为丈夫、5 个孩子和自己做炸鸡的时候，会炸很多。我记得那时候一进屋，就闻到那股熟悉的、让人垂涎欲滴的味道，循着那股香味走进厨房，就会大饱眼福，看到像埃及金字塔一样成堆的炸鸡。而妈妈还在炉子旁边不知疲倦地埋头苦干，不断地加高那座塔，完成这样艰巨的工作一定花了她不少时间。那样的夜晚，晚餐气氛要比平时轻松愉快得多，因为每个人都知道能吃得饱饱的，还会有富余，我们也真正有时间好好咀嚼食物然后再咽下去。然而，那些剩下的炸鸡又引发了我们对食物的另一种不理智、不健康的冲动，我们称之为“午夜赛跑”。我会在半夜爬起来，“打劫”冰箱里的食物。这可要小心谨慎，悄悄进行，一旦被抓，后果不堪设想。往厨房走的时候，每一步都要确保无声无息。当然，我事先记下了哪块地板踩上去会吱吱响，然后像避开鲨鱼牙齿一样小心地避开它们。到冰箱跟前时，想到就要吃上鸡腿了，我激动得心都提到嗓子眼了，可我不能就这么使劲拉开冰箱门，扑上去大吃。打开冰箱的时候一定要很慢、很稳，这样冰箱门上的沙拉酱瓶子才不会撞上泡菜罐子，发出如同锅碗瓢盆一齐滚下楼梯那么大的声响。我知道怎样才能慢慢地、小心地撬开冰箱，不发出一点声音。那个装饼干的大陶瓷罐子也是对耐性和灵巧性的考验，把它那沉甸甸的盖子拿下来再盖上而不发出声音，难度不亚于开关冰箱门。对我来说，这一切就像狩猎猛兽，虽然不完全像猎捕狮子，但确实一样可怕。

记得有天晚上，我打开冰箱门，口水直流，心跳得好像大锤敲击铁砧一样。我挑了一个最肥的鸡腿，刚要张嘴咬的时候，背后传来低沉的声音：“我要告发你。”声音小得不会惊醒任何人，却大得足以让我的心跳出嗓子眼，原来一个哥哥神不知鬼不觉地跟在我身后，他同我一样身手不凡、训练有素。缓过神来以后，我央求他不要告发我，饶过我这一回。他出于仁慈，让我把鸡腿放回原处，然后回床上睡觉，并说只要我不再偷吃，就不告发我。我那时还太小，没想到他也出现在那里只有一种可能，就是在跟我做同样的事；或许，我走后他还吃了我精心挑选的那个鸡腿。多年以后我才发现我们都有过这种“午夜赛跑”，包括我父亲。不过，他用不着偷偷摸摸，他就算大张旗鼓地踢翻冰箱、大嚼特嚼，大家也会假装听不见。

囤积食物是我迷恋食物的另一种方式。我会把糖果、饼干、薯条、袋装糕点等所有不易变质的食物藏在房间的各个角落。在我被赶回房间、吃不上饭的时候，它们可以充当主食；在妈妈不许我吃任何东西以免“影响正餐”时，它们可以作为零食。只要不把我的牙敲掉，任何东西都不会影响我的正餐，况且，正餐对我来说不过是换个正式些的环境继续吃东西而已。

我最喜欢的零食是薯片，饭前、饭中、饭后的任何时候我都能毫不费力地吃下一整袋。可是，如果我被罚不准吃饭，一个人躲在屋里吃薯片，那些哗哗响的袋子很可能惹出麻烦，为此我练就了熟练打开袋子的本领，可以慢慢地打开它，不发出任何声响。接下来就要决定怎么吃了，是把薯片放在嘴里用口水泡软了再咽下去（这样就不会有响声了），还是躲进壁橱，把头埋在衣服里，随心所欲地放声大嚼。我把零食藏得到处都是，以至于常常忘记一些东西藏哪里了，有时偶然发现很久以前藏起来的东西，就像挖到宝藏一样兴奋。

成年后，我以为自己对食物的迷恋程度会减轻。不管怎么说，我有事做，有钱赚，可以想去哪里就去哪里，想做什么就做什么。但我错了，从早晨醒来到晚上睡着，我无时无刻不在想着食物。做任何事情，我都会先考虑下顿饭吃什么、在哪里吃和几点吃，等等。吃着午饭，我就已经在心里盘算晚饭要吃什么，以及饭前来些什么零食。

无论去哪里，无论做什么，我首先关心的是能吃些什么。如果我去主题公园玩，脑子里冒出的第一个想法不是“哇，可以坐过山车了”，而是“哇，可以吃玉米热狗和辣薯条了”。如果我去看电影，马上想到的不是看哪部电影，而是能偷偷带进去什么吃的，看电影的时候好大吃一顿。直到现在，我也很少能做到看一场电影连爆米花都不吃，那样看电影这件事就不够完美。如果我去看棒球赛，首先想到的就是我在 3 个小时的比赛期间可以吃下多少热狗、花生和冰淇淋。

无论发生什么事，我总是先想到食物。如果生活中有好事发生，我情绪高昂，想到的是大吃一顿来庆祝；如果我不高兴，就吃一大堆爱吃的东西让自己高兴起来；如果我觉得愧疚或愤怒，也会吃点什么让自己觉得好过些。

在我心里，食物没有好坏之分，只要放得进嘴里、咽得下去、吃得进肚里，那就是好的。但是，我极少吃水果、蔬菜、天然食物、未加工食物和有机食物。好像食物越没营养、脂肪含量越高、越有害，我就越喜欢吃。我的健康状况就是明证。每天我都要忍受剧烈的胃疼，靠喝碱式水杨酸铋药水“佩普”（Pepto-Bismol）来缓解疼痛，喝这种药水像喝墨水一样令人反胃，除了让我讨厌自己以外毫无用处。感冒头疼对我来说多如牛毛，我的身体非常虚弱，我不锻炼身体，不参加体育活动，几乎不做任何费力的事。唯一让我有足够力气做的事就是吃东西，对于吃，我好像总有使不完的力气。

22岁那年，我在越南熬过一年兵役回到家，更是变本加厉地大吃大喝，体重很快就超过了100千克。这可太糟糕了，我一直相信自己永远不会超过100千克，当这一天来临时，我崩溃了。我开始沉迷于减肥，醒着的时候老在想这件事。我的肉主要长在肚子、大腿和臀部上，去海滩的时候，我都不敢当着女孩子的面脱掉衬衫，这叫我很恼火。我只好穿肥大的衣服来掩饰粗粗的腰身。买衣服对我来说是件很丢脸的苦差事，只有3个尺码可以选择：大号、特大号及“小心，它朝我们走过来了”。我那时的形象就是一个肥胖、失控、虚弱的懒汉，低自尊，不自信，也不自爱。

从那时起，我不得不开始节食减肥。如果真的有地狱，让犯了不可饶恕的大错的人忍受无尽的折磨，那些人的生活也不会比我节食那三四年过得更糟。我胖了就节食，瘦了又吃胖，来来回回折腾个不停。那时正值20世纪60年代末至70年代初，人们根本不了解反复减肥既危险又没用。现在，有充分的证据证明，节食减肥完全是浪费时间，因为它从未真正解决问题，或者说从未提出过明智的长期减肥方案。节食只是暂时的办法，注定要失败。雪上加霜的是，反复减肥还会让你患心脏病的概率提高一倍，而心脏病正是美国人健康的头号杀手。

我节食的时候根本没听说这些事。节食是自己长胖了，无法忍受了，自然会去做的事。但是，节食后减掉的体重总会长回来，因为我又回到了原有的饮食模式中，正是这样导致了体重增加，这也是95%的减肥者都会体重反弹的原因。我每次开始当时最流行的节食计划时，过去节食的挫败感都会随之而来。每次节食从一开始就注定会跟以前一样，但是除了节食我无计可施。起码我知道只要铁下心来，熬过节食这一关，我就会暂时减掉 15 千克左右。可是，如果学不到什么新方法，我就只能眼睁睁看着辛辛苦苦减掉的每一千克体重又慢慢地、无情地长回来。这真是再糟糕不过了，明知道体重会反弹，却毫无办法。

这种“胖了减，减了胖”的节食减肥是培养不良饮食习惯的温床。每过一段时间我就会意识到又该减肥了，否则就得在被单上剪个窟窿套在身上当衣服穿。当这一刻越来越近时，我会不可避免地像着魔似的大吃大喝。有大概 7 ~ 10 天的时间，我的心理状态都是“快要节食了，先好好吃一通再说”。情况真是糟透了，那几天的我简直就是疯了，胡吃海塞，好像每顿饭都是最后一顿，一直吃到看见食物就恶心的程度（这对我来说可是个不小的成就）才借机开始节食。可是，这样放纵地大吃大喝只能让节食变得加倍困难：其一，填鸭式吃法的结果是撑大了我的胃，不吃东西的时候我会格外饿，特别是刚开始节食的两三天；其二，从大饱口福到几乎不吃任何东西，这是从一个极端到另一个极端，简直是一种酷刑。开始节食不会让我感觉自豪，我一点都不觉得自己是在做对健康有益的事；相反，我心里乱糟糟的，沮丧又不安。整个节食期间，我满脑子想的都是食物，以及何时才能大快朵颐，别的都不重要。我从来没有让自己更健康、更长寿之类的念头，唯一想做、唯一关心的就是减轻体重。那时的每一天都显得痛苦而漫长，好像老也过不完似的。一直困扰我的难题是，做些什么才能打发时间并转移注意力，让我不去想食物，哪怕只有一会儿也好，但是做什么都不管用。想象一下，假如你脚上扎进了一个生锈的铁钉，每走一步都钻心地疼，你却要自己尽量不去想它，这和我节食时抑制自己不想食物的感觉一样。

你还记得小时候老觉得床底下或壁橱里藏着一个怪物吗？你几乎能感觉到它的存在，是吗？我总是节食30天，如果不到30天，我会觉得那不算真正的节食。在这一个月里，我不是感觉有个怪物在我身边，而是知道确实有个怪物，它不在我的床底下或壁橱里，而是在浴室里。这家伙不停地折磨我，怒骂、嘲笑、讽刺、挖苦，让节食变得越发难熬。它，就是浴室里的体重秤。它在那里，没有生命，却主宰了我的生活。我发誓，有时我真觉得它是个活物，我站上去时，会等着它冲我喊："嗨，滚下去，你这头大肥牛。"我曾经在梦中抡起一柄大锤，把它砸成了碎片，没人能认出它是个什么东西。

我一天的心情完全受制于这个体重秤。当我拖不下去，最后不得不站上去时，如果体重减了一点，哪怕是1千克，我都会一整天兴高采烈的；可是，如果体重没有减轻，甚至还长了一两千克，我就会一整天脾气暴躁，看什么都不顺眼，气哼哼地捶墙、踢家具，就好像血管里流着咖啡一样。

我跟自己及体重秤玩的小把戏太多了。因为体重在一天之内不会有太大变化，所以我不想每天都称体重，力图2～4天称一回以看到些效果。但是给体重秤盖上毛巾，或者把它放进壁橱里都不管用，我还是能"听见"它冲我叫嚷。不过，这些都是心理游戏。我向自己许诺，如果3天不称体重，最后称的时候体重减轻了，就可以得到一个奖品。

通常要到第3周，体重轻了些，腰围小了些，我才开始有足够的动力完成节食。

我的特点是减得快、反弹也快，节食一个月我总能减掉10～15千克，这一成果使我可以好好地庆祝一番，暂时地高兴一下。为什么说暂时呢？你知道经过一个月的限制饮食——食物淡而无味还不能多吃——我最想做的事是什么？对了，我会像烫伤的猫一样蹿出家门，大吃那些前一个月想吃而不能吃的东西。原先，正是这些东西和这种饮食习惯给我带来了体重问题。到25岁时，我觉得自己已经吃完了一生70吨食物的配额，正虎视眈眈地盯着别人的那份。

受够了

有一天，灵光一闪，我突然意识到自己最大的问题并不是拼命想减掉的那些体重，而是每况愈下的健康状况。我比以前更容易生病，不是伤风感冒，就是胃疼，或者别的什么令人难受的病。一年里伤风感冒那么多次，让我觉得是自己用了太多纸巾，才让舒洁纸巾的股价上涨的。我不只很胖，还总是胃疼，白天晚上都疼，毫不夸张地说，真是痛苦万分；还有偏头疼，发作时我只有蜷缩在黑暗的角落里吞阿司匹林的份；脸上长斑也令我烦恼，让我觉得没脸见人……我已经到了没力气做最简单的活动的地步，自然也没力气锻炼身体，这让我的处境日趋悲惨。

最终，父亲的病逝促使我彻底改变了自己的生活状态。我父亲死于胃癌，生前忍受了长时间的痛苦折磨，而我相信自己也难逃这种厄运，因为父亲去世之前好多年，就经常说胃疼得厉害，情形跟我一模一样。我到 25 岁时，觉得胃里就像有一根滚烫的拨火棍在一阵一阵地搅动，让我的胃火烧火燎地疼。为了止疼，我喝佩普药水就像喝水一样。我永远都搞不明白，到底是胃疼更难受，还是喝药更难受。这种像墨水一样难喝的药水，我却片刻都离不了。

你在电影里见过有人半夜从床上惊醒、满脸恐惧的镜头吧？这种情景开始在我的生活中频繁出现，给我带来无法形容的恐惧感。一个月总有那么四五次，甚至五六次，我会从睡梦中惊醒，大汗淋漓，心跳得喘不过气来，脑子里全是父亲临终前被折磨得不成样子的面容。说真的，我从未见过如此可怖的情景。

那确实是我有生以来情绪最低落的阶段，伤痛不断，超重乏力，消极悲观，常常不敢入睡，唯恐自己会被噩梦惊醒，大喊大叫。你一定也看得出来，我必须做出改变，我也确实这么做了。我知道唯有轰轰烈烈的巨变才能产生理想的效果，于是断绝了一切往来，处理掉了大部分物品，买了一辆小货车，打包上路了，嘴里祈祷着："但愿我找到良方，结束痛苦，为此我愿做任何事。"

我四处寻觅，只要遇到能带来些许希望的方法，我基本上照单全收。最后我发现自己来到加利福尼亚的圣巴巴拉，跟一个将从此改变我一生的人搭上了话。他向我介绍了自然疗法，一种功效卓越、历史悠久（有文字记载的历史长达 160 年）而我却从未听说过的疗法。他还有个独一无二的自然疗法图书馆。我很幸运，同他成了亲密的朋友，还在一栋房子里一起住了几年，他劝告我、教育我，我则如饥似渴地阅读他丰富的藏书。

我从小到大就不是个好学生。坦率地说，我讨厌上学，没有哪门功课能让我产生足够的兴趣并沉下心来学习，老师给我的评价是很聪明但一点都不肯努力。什么都引不起我的兴趣，对我来说，学校就是为了吃午饭才不得不去的地方。

接触自然疗法却改变了这一切。我变得动力十足，勤奋好学，对自然疗法兴趣浓厚，发掘出了我原来以为自己不具备的对知识的渴求。我不由自主地学习自然疗法，就如同花朵在太阳底下不由自主地生长一样。那段时间，我完完全全着了迷，一心一意只想着自然疗法，尽我所能地什么都学。内心深处，我知道自己找到了寻觅已久的东西，那股兴奋劲儿就像小时候跨上第一辆属于自己的闪亮的自行车一样。简言之，那时的我如鱼得水。

我对自然疗法领悟得如此深刻，适应得如此之快，就连我的导师也很惊讶。但我才是最吃惊的人，这期间我的生活充满了一连串令人兴奋、值得振臂欢呼的惊喜。实行这种理智又简单的保健方法之后，奇迹就不断在我身上发生。

要知道，我的生活曾经充满数不清的痛苦。我不过才二十多岁，就亲手为自己造了一个地狱，感觉生不如死。突然间，像施了魔法一样，一切痛苦都结束了。当我学以致用时（你也将在本书中学会怎么做），一切痛苦都烟消云散，美好的生活转瞬间又回到我手中，速度之快令人匪夷所思。正如我前面提及的那样，身体的自愈力无比神奇。只要条件适宜，身体就能快速有效地恢复健康，就像受伤的手指痊愈一样。

找到神奇良方的第一个迹象是，所有的疼痛都迅速彻底地消失了，这也是最让我惊奇和激动的地方。那么多年折磨得我寝食难安的病痛，我想方设法要消除的病痛，一下子消失得无影无踪，简直难以置信。一直伴随我的剧烈胃疼突然停止了（从1970年胃疼就再没犯过，我从此相信自然疗法确实有效），偏头疼不再发作，脸上的斑点也彻底消失了。我开始整晚安睡，这真是莫大的福气。我总是精力充沛，有时候朋友甚至觉得我精力过剩，有点烦人。我还减掉了25千克体重。所有这一切都发生在我学习自然疗法的第一个月里，你明白我为什么说这是奇迹了吧？

在恢复活力的一个月里，我经常感到目瞪口呆，不明白身体怎么一有机会就能那么快速而成功地自我康复。这比任何其他因素都更坚定了我对自然疗法的信服和热衷。没有什么比亲身经历更有说服力了，那么多年深重的苦痛在转瞬间就消失不见，平生头一次我不但看起来很棒，而且感觉良好。我的人生轨迹从此设定，言语不足以表达我对生命中这份福气的感激之情，我知道自己义不容辞，必须与所有想了解它的人分享奥秘。

过去30年里，我经常被问到同一个问题，我自己也不记得亲口问过多少回这个问题。有时，我会向那些我觉得可能知道答案的人提出来；有时，我会向着宇宙虚空喊出来。当你看完这本书，了解书中提供的方法后，你也会问同样的问题，这就是："这么简单有效的康复之道究竟为什么不为大众所知，甚至不为医学界所知呢？"

现在，美国医疗保健业一年的产值约1万亿美元，也就是每天约27亿美元！你知道每天有多少病人涌进医院才能生出这么大一笔钱来吗？你知道所有的医学疗法，却单单不知道自然疗法，如果你觉得这跟钱没有关系，那就大错特错了。

在人类历史上，医学疗法一度并非像今天一样占据保健市场的主导地位，那时候药物治疗不过是多种选择之一，还有自然疗法、按摩疗法、顺势疗法、水疗等很多选择，这些疗法彼此竞争，赚取公众花在保健上的钱。药物出现后，有钱有势的人看到了药物治疗潜在的商业利益。由于当时医学是唯一对用药感兴趣的学科，这些人就运用他们全部的财富、权力和影响力推举医学成为唯一被美国官方认定的保健体系。注意，他们这么做并不是因为医学能给人最大的希望或是最好的疗效，而是因为医学能够通过销售药物带来巨大的金钱回报。此后，愿意讲授药物治疗的学校得到资金赞助，生存了下来，而对此不感兴趣的学校则因缺少资金，不得不关门。事实就是这么简单。

有些人可能要说："哈维，你这是愤世嫉俗，或者是吃不着葡萄说葡萄酸，再不然就是别有用心。"不是这样，我讲的都是史实，你可以像我一样查阅历史资料。

不过，实话实说，我对医学界一度抱有不切实际、极不公正的态度。你可能听过这样的说法："不能因为一个警察（或是律师、政客、医生）很坏，就说所有警察都很坏。"千真万确，一个坏苹果不能代表一筐都是坏苹果。但是，在我父亲悲惨死去后的数年里，我认定所有的医学界人士都是不共戴天的敌人。早年我写作并自费出版了一本书《一个反医学案例》，书中穿插了不少对医学界的尖刻攻击。一个当时住在洛杉矶的朋友拿了一本书给著名演员朱莉·安德鲁斯（电影《音乐之声》的女主角）看。书还回来的时候，里面附了一张字条："这个愤怒的家伙是谁啊？"那家伙就是我。

人生在世的一个积极方面就是，只要拥有开放的心灵和增长见识的真诚愿望，我们就能不断学习、进步和成长。不断的求知历程使我拥有一种比从前更理智、更健康的心态。我妈妈有一次教给了我一条很宝贵的人生经验，她说："你用不着拆了别人的房子来建自己的。"换言之，我用不着批评别人来显示自己正确。显然，她一语中的。她的观点就是，如果我的方法有价值，用过的人自然会明白，用不着管别人说什么做什么。

事实上，没有哪个人或是哪个群体了解获得最佳健康状态的全部奥秘，这个问题太深奥了。我们对于人体及其工作机制和保养知识的了解，如果可以衡量，已知的部分相较于未知的部分就如同银河系的一颗星对整个宇宙中数千亿个星系里的数万亿颗星星，根本就没有可比性。那些声称应该只遵循一种保健之道、摒弃其他学说的人，不是为你好，而是为他们自己好。

明白这个道理对于我自己终生持续不断地学习至关重要。我们唯一可以完全确定的是，未知远大于已知。在这种情况下，我们更应该慎重对待各种保健学说，充分利用各家之长，而不是固守一种、摒弃其他。

我还记得做电视访谈节目时的许多场景。我同一个或多个作者作为节目嘉宾一起谈论我们的著作时，无一例外地被要求“指出或讨论你们著作的不同之处”。如今我知道那么做是为了让节目更生动有趣，但是那种形式真能帮助收看节目的观众学到使自己更健康的知识吗？为观众制作的节目，却让观众看着专家们唇枪舌剑，比试谁更聪明、更有道理、更富有创意，这样能满足观众的需要，还是让专家们探讨他们的共通之处更能满足观众的需要呢？我认为，找出专家们作品中见解一致的地方，更能够使观众在看完节目后，感到自己从中学到了有用的东西，并借以改善自己的生活。

我想说明什么呢？我想说的就是：信奉一种学说的人仅仅因为别的学说与自己的不同，就加以诋毁、嘲笑，贬得一文不值，这真是天底下最严重的傲慢无知。特别是当我们已有的知识不过是沧海一粟时，谁有资格放言什么方法人人适用，什么方法毫无价值？

下面我要提及医学在我探讨的保健领域中的作用，虽然我想尽可能地谨慎客观，但是鉴于我一度对医学存有偏见，会把大到全球变暖、小到鞋子夹脚等问题都归罪到他们头上，只怕无论我现在的评论多么客观公正，人们都会报以怀疑的眼光。尽管如此，我还是不得不把该说的话说出来。

我们不需要信奉全部学说，更合乎常理的做法是集各家之长，不是吗？那么让我们看看医学最擅长些什么。

诊断、急救、创伤治疗和做手术，这些是医学界人士所学、所用、所擅长的东西，而他们没学过、没用过、不擅长的是预防长期的慢性病。还记得我说过的预防和事后治疗吗？预防是你在健康时为保持健康状态能做的所有事情；事后治疗就是生病后为消除症状、减轻痛苦、努力康复能做的所有事情。

可见，医学的基本作用就是事后治疗，不关注疾病的诱因，只关注减轻疾病的症状。如果看看医学院学生的课程安排，就会发现每门课都围绕病人展开，而不是健康人。很多课程都是关于病理学—— 一门研究疾病的学问的，甚至没有一个词指代研究健康的学问，这说明什么？再说，有没有这样的时候，你觉得自己健康活泼、精力充沛，却还要冲进医生的办公室要求检查？从来没有，当然不会有。因为医生只在人们健康受到损害的情况下才会介入他们的生活，你难道不是这样吗？

不幸的是，我们整个社会的做法是向医学界寻求他们根本没有能力提供的答案。因为他们在自己擅长的事情上表现出色，我们就想当然地认为他们在各个保健领域也很在行。这显然是不对的，就好像你认识一个世界上驾驶技术最熟练的汽车司机，坐他开的车你觉得很安全，因为他是最棒的驾驶员。但是，汽车只是一种交通工具，这个人车开得再好，你敢坐他开的飞机吗？

请允许我再提供一条非常有价值的消息来支持我的说法。我曾经提到，在书中还要一再谈到，饮食的品质，即人一生吃掉的70吨食物和要喝掉的水的品质，是获得并保持健康活力的决定性因素。人体内的细胞每天都要死去上千亿个，死去的细胞必须用新生的细胞来代替，而我们所吃的食物就是构建新生细胞的材料。

饮食是决定健康的重要因素，这已不再是需要思索的问题，而是得到普遍承认、有科学依据的生活常识。人们现在争论的不再是食物是否具有我们已知的巨大作用，而是什么食物最健康。

在这种情况下，我可以相当自信地说，你一定同意医学院的学生学一学营养学。可是在美国大约 127 所医学院校中，70% 的学校不要求即将成为医生的学生必修任何营养学课程；此外，30% 的学校根本就没开设营养学课程，更不用说要求必修了。这清楚地说明了一个事实，那就是医学教育和医疗实践关注的都是事后治疗，而不是预防。

如果你需要的是事后治疗，当然可以利用医学能够提供的各种方法。相反，如果你需要的是预防，希望在疾病发生之前防患于未然，为身体的长久健康打下基础，就该把目光转向擅长这个方面的方法。我过去三十多年里研究的就是这样的方法，你手中的这本书也主要谈了这样的方法。

如果你愿意在身体健康时采取一些简单的措施来保持健康，继续看下去，你就知道具体该怎么做了。一定要记住：生气勃勃、活力十足，是上天赋予你的权利，是正常、自然的状态；而疼痛、不适、被疾病困扰，是反常、非自然的状态。

有人在研究了 20 世纪 80 年代出版的两本医学书以后，得出一种与上述观点截然相反的结论："在医学界看来，健康人群不过是从一种疾病走向另一种疾病的途中短暂停留的病人。"可悲的是，为数众多的人信服了他的说法，觉得很准确。过去三十多年里，我不知道听多少人说过这样的话，"人老了，总会这里不舒服、那里疼的"，或者"哪里出问题只是早晚的事"，又或者"我目前还好，可早晚会得病"。你听过或自己说过这样的话吗？这些都是典型的负面思维。

不知为什么，这样的错误想法似乎从童年起就扎根在人们的意识里，人们认定自己在某个时候得上某种病不可避免。然而，不计其数的书籍描述过积极思考的力量。本书的第十三章“精神很重要”探讨的也正是这个问题，其中讲述了一些科学文献记录的真实病例，都是主人公通过思想的力量令自己生病或康复。我们大多数时候都在想问题，也少不了会想到自己的身体健康，既然如此，为什么不能多些积极向上、有益健康的想法，少些消极压抑、有害健康的想法呢？这毫不费力，只要你愿意就能做到。数百年来，那些大师一直在宣扬“思想创造了现实”。1985 年，我在一本书里就这个问题还专门写了一章：**你认为自己是什么样的人，你就会成为什么样的人**。

要明白如何让你的生活远离病痛，就需要先培养看待身体和健康的新观点。拥有活力十足的健康身体是天赋的权利，是生命与生俱来的馈赠，因为人体的生物学构造就是为获取和保持始终如一的高水平健康状态而设计的。

关于我们人类，有个非常奇特有趣的现象，我们关注的常常是人与人之间的不同，而不是彼此的相似、相同之处。这一现象无论在政治、宗教、人际关系还是饮食上，都好像无处不在。如果能够用另一种方式考虑问题，这个世界不知道会因此减少多少争斗。为了全人类的福祉，无论身在何处，我们都应该开始求同，而不是继续求异。

在畅销书排行榜上，健康饮食类书籍一本都没有的时候真的极少。不知你有没有注意到，不管一种饮食方案流不流行，不管一个健身计划合不合理，都会有一批人相信它管用。我见过看上去非常可笑、非常不合理、毫无生理学和生物学依据的饮食方案，我觉得根本没有人愿意尝试这样的方案，更不用说从中受益了。但是无一例外，总有人不仅试了，而且相当成功，说“在我试过的所有方法中，这是唯一奏效的一个”。

我想说的是，我们应该乐于集各派保健学说之长为己所用。

如果目前你的健康状况没有达到活力十足的程度，那只是因为你还不知道如何让自己的生命充满活力。一切知识现在存在，而且一直存在着。如何登月的知识史前时代就有了，只不过 19 世纪才为人类所知。同样，获得最佳健康状态的知识也一直存在，很多人正在努力探究其奥秘，可是没有人知道未知沧海中的这朵知识浪花哪一天才会展现在我们眼前。

请你把头脑中先入为主的观念赶走，对保健问题换个思路想一想。或许，你会像我一样，找到一直在寻觅的东西。

第二章

洁净的机器

如果可以获得一件礼物，你想要什么呢？

或许你的第一反应是想要数量惊人的金钱，一生都享用不尽。但是细想过之后，多数人都会说他们想要保持健康。想一想，如果眼下什么病都没有，而且用不着担心日后会生病，那该有多好。说真的，虽然钱多很不错，但重病缠身无法享用，钱再多又有什么好处呢？如果钱能买来健康，世间就不会有生病的富人了。我写这本书，就是要让你如愿以偿。

人人都想要健康。近年来，对自己的健康负起责任的人急剧增多，令人欢欣鼓舞。这些人改善了饮食结构，有规律地锻炼身体，并且从中尝到了甜头。如果你还不是他们中的一员，现在就是加入其中的最好时机。从此，你可以控制自己的健康状况，决定自己的寿命和生活质量，你可以变得活力十足。更妙的是，控制自己的健康状况，对自己的健康负责一点都不难。虽然你已经习惯于相信做到这些很难，但你几乎可以立刻扭转局面，让身体健康起来。

我知道疾病这个话题太复杂了，以至于大家都很困惑，所以当我说看一本书就能预防疾病时，我很理解那些质疑这个说法的人。没关系，我不怕质疑，倒是不理不睬更叫我伤脑筋。不过，如果你愿意试试书中的建议，那么我会成功，你也会成功。

下面你将学到的不仅包括该做什么、为什么这样做，还有如何去做。

充满健康活力的关键

弄明白汽车发动机错综复杂的结构及各部件的工作原理，真是件十分困难的事。不过，每个开车或者用车的人都能很快学会以下基本常识：给汽车加油它才会跑；想让汽车保持良好状态，就得定期更换机油。如果不换机油，汽车内部就会被油污堵塞，无法正常工作。如果长期置汽车于不顾，机油里会充满污垢，变得黏稠甚至会凝固，所以必须定期用清洁的机油置换脏污的机油。再多的外部清洁也不能代替内部清洁。你的车可以经过洗刷、抛光打蜡、喷漆和装饰，比街上所有的车都漂亮，可是如果发动机的内部太脏，它根本跑不起来。

同样的道理也适用于人体，明白这一点是一个人充满健康活力的关键。像汽车一样，你的身体也依赖“燃料”——食物——来转化成能量。同样，你的身体内部也必须定期清洁，否则就会像汽车一样被“油污”堵塞，导致各种各样的健康问题。正如汽车发动机的机油会随着时间推移越来越脏一样，你的身体内部也不断有一定数量的有毒残渣生成，这是身体的生理过程和日常生活习惯造成的必然结果，这些残渣必须从身体的各个部位清除出去。

幸运的是，你的身体确实具有排出废物的机制，但是，常常会发生废物过多的情况，造成有毒物质积存在体内，这是非常危险有害的。那么这些废物究竟从哪里来呢？一部分在每天上千亿新旧细胞替换的过程中产生，死去的细胞毒性很大，千万不能留在人体内；其余部分来自我们每天的吃喝，这些食物参与构建新细胞后剩余的物质就是废物，也必须从身体中清除出去。

身体内部越清洁，身体的工作效率就越高。我们打扫住所和办公室，清洁使用的工具，清扫壁橱、车库和炉灶，洗衣服、洗车，当然也洗澡，但都只是清洗身体外部，而清洗身体内部这个如此简单、如此基本的健康生活的前提条件却一直被忽视，中小学不教这个，大学里也不教，根本就没人教，不是很奇怪吗？

美国每年有几千亿美元花费在保健上，但是所有的支出都花在昂贵的检查、昂贵的药品，以及其他贵得离谱的治疗上，而且都针对已经发生的问题。很悲哀，预防只是口头说说而已，人们彻底忽略了清洁身体、补水和排毒的重要性。

这是个极大的悲剧，为身体排毒或是清洁身体，比任何其他方法都更能为预防疾病打下基础。如果存在什么健康的秘密或者关键因素，那就是身体内部的清洁。这就是为什么帮助人们戒毒或戒酒的方案叫作“排毒方案”，它们就是通过排出病人体内的毒素来消除病人对毒品和酒精的依赖的。

我的目标是帮助你认识到：如果不清洁身体内部，让身体重新焕发活力，你遭受病痛的危险就依然存在。一旦你完成了清洁这一步，开始享受它带来的回报，你就会奇怪为什么早没发现这样的无价之宝。

清洁与更新

不管什么时候谈起保养身体，人们总会谈到该把什么摄入体内：多吃富含膳食纤维的食物；不要吃太多脂肪；喝纯净的水；不要吃含化学添加剂或有农药残留的食品；吃营养补充剂；不要吃太多盐或精制糖。可是，从来就没有人讨论该把什么排出体外，你注意到了吗？

我们都在努力追求健康，可是很多人依然无法获得健康，你一定想知道到底是哪个环节没做好。其实，我们只是不知道尽力清洁身体内部的价值而已。旧的脏机油必须定期更换成新机油这个事实提醒你，身体也需要同样的关注。我们可以给汽车这个单词赋予一种新内涵：

C-A-R : Cleanse And Rejuvenate（清洁与更新）

等你看完这本书，就会了解所有可以用来减少体内毒素堆积的方法，就会知道怎样才能完成我一再强调的定期清洁与更新。

能量——生命的根本

为了实现清洁身体的目标，或者为了实现任何目标，有一个决定性因素不可或缺。这是人人渴求、永远不会嫌多的东西，它让你能做任何想做的事。不对，不是钱，是能量！能量是生命的本质。当能量充足的时候，一切皆有可能，你会感觉自己无所不能。当能量减弱的时候，你会发现生活成为重负，自己受制于一切外界力量。当能量枯竭的时候，生命也就终结了。

听起来很奇妙，能量这东西，你看不见也摸不着，但是当身边的人拥有能量的时候，你一定能感觉到；当你自己拥有能量时，你也不会不知道。人类实际上就是个能量体。如果没有能量，人体的一切活动或运行机制都无法进行。无论是你，还是你的身体，做任何事情都需要能量。

回到汽车这个比喻上来。如果你的车没有发动机，车有什么用呢？如果你没有车，那么发动机有什么用，装在哪里呢？清洁身体和能量也是这样的关系，这让我们几乎陷入了一个两难的境地：要清洁身体必须先有能量，而只有通过清洁身体才能获得更多能量。正如身体拥有不可估量的智慧来调配能量用于血液循环和心脏跳动，身体同样深知如何满足定期清除体内有毒废物的需要，会自动为此分配或者保留相应的能量。

CARE

在自然界中，各种生物都用新生来迎接春天的到来。花朵盛开，冬眠的动物苏醒过来，到处一片生机盎然。春天，我们免不了要按照古老的习俗来一次大扫除，从阁楼到地下室，彻底清扫一遍，辞旧迎新。这样值得赞扬的勤劳之举也应该推广到身体这一最宝贵的财产上。我相信你不会忘了在家里来一次真正的大扫除，那么也别忘了用同样的方式爱护自己的身体。如果你爱护身体，身体也会爱护你。对身体最好的爱护就是让身体以最高的效率运转。而要达到这一目标，就必须先清除所有妨碍身体顺利运转的物质。

“CARE”（爱护）这个词是不是很动听？它可以用来表达多种情感：

“我很*在意*[1]你的感觉。”

“我妈妈对每个人都很*爱护*。”

“她把我*照顾*得很好。”

“我很*在乎*你。”

“我保证*照顾*好一切。”

CARE 让人想到各种美好的情感：帮助、共鸣、同情、关怀、爱意……

现在，我想告诉你 CARE 这个词的全新含义，这也是写作本书的主要原因。我已经讲过身体内部的清洁和更新对于追求健康活力的重要性，也提到了能量在清洁过程中起到的关键作用，还记得

① 斜体词在原文里都是英文单词 CARE。——译者注

C-A-R 是 Cleanse And Rejuvenate（清洁与更新）的首字母缩写的说法吗？现在，把能量（Energy）这个词的首字母 E 加在 C-A-R 这个词后面，就组成了 CARE：Cleanse And Rejuvenate Energetically（积极地清洁与更新）。这就是 CARE 一词的新含义，它能给你带来健康长寿的新生活，是你能够得到的最好的健康保险。CARE 这一过程是预防疾病、消除疼痛的最佳方案，它会使你一生都充满活力。

要理解把 CARE 作为必要生活方式的重要性，关键在于了解毒素沉积及排出的原理。

废物管理

大量有毒废物在体内积聚，然后被排出体外，这是正常的生理现象。问题是：这些废物从哪里来，又到哪里去呢？

身体本质上是一台需要燃料的机器，就像汽车一样，在将燃料转化成能量供自身运转的过程中产生废物。体内产生的废物分为两种，第一种完全源自内部，第二种源自摄入体内的外部物质。

内部产生的废物，指的是细胞再生的结果。每一天都有千百亿老细胞死去，代之以千百亿新细胞！废旧细胞是有毒的，必须予以清除。人体通过肠、膀胱、肺和皮肤等器官对废物进行清除。细胞更替的过程是一种自发现象，就像血液循环或者食物消化一样自然发生，我们无法控制这种内部废物的产生。

我们可以加以控制的是摄入体内的外部物质产生的废物，它们是体内各个细胞中代谢活动的产物。每个细胞本身都是个微观的“人体”，它们吸收需要的营养，排泄无用的废物。只有当毒素的增长超过身体排出的数量时，才会产生问题。道理很简单，如果每天产生的毒素超过排出的毒素，那么多出来的部分就会存留在体内，导致各种问题。

遗憾的是，常规医学普遍忽视了内部清洁的必要性。这一悲剧性的疏忽导致身体内部出现堵塞和毒素堆积的现象，又导致之后不必要的药物和手术治疗。要是身体不变脏多好，清洁身体就不会成为问题，但事实并非如此，而且证据随处可见。

比如，数百万人鼓着肚子走来走去，就是因为体内堆积的废物没有排出去。他们每年花大笔银子购买泻药，离开药物就不能有规律地排便——这原本是最自然、最简单不过的事。还有数百万人忍受着皮肤病或高血压的折磨，或是患上鼻窦炎等呼吸系统疾病，这些情况都是身体不够清洁的结果。

认为所有废物都能被身体排出体外是不切实际的，身体能排出的数量只有那么多。这就好比一个装满水的浴缸，如果你拔开排水塞子的同时打开进水龙头，流进浴缸的水比流出去的还多，唯一可能的结果是什么呢？当然是溢出来。如果体内的毒素出现同样的情况，就意味着病痛缠身。如果人体真能清除所有有害的或不合适的物质，每年就不可能有近百万人死于动脉栓塞了。这些动脉可不是被好东西堵住的，堵住它们的是人体想排出、该排出、却无力排出的黏稠的有毒废物。

如果你住在一栋房子里，却从来不扫地、不倒垃圾、不洗被褥、不刷碗、不擦玻璃、不定期除尘，你可能死不了，但会是什么样子呢？或许你会说："正常人怎么会让房子变成那样呢？"可是有太多人正不知不觉地让这种情形在自己身体内部上演。

本书第二部分介绍的 CARE 原则将保证你不会成为这些人中的一员。这些原则旨在帮助你体内的清洁机制以最佳的效率运转，使你远离体内毒素"超载"导致的病痛。

第三章

一个词的个中滋味

我以语言文字为生，从事写作和演讲。恰当的字词组合在恰当的场合会引发各种情感，这是我喜爱文字的一个原因。有些字让你觉得很温柔，比如“爱”；有些却让你觉得很担心，比如“撞”；“玫瑰”一词带来甜蜜愉快的感觉，而“臭鼬”这个词却带来完全相反的感觉。有些词的搭配和读音尽管不变，用在不同的地方却有不同的意思，例如“惊人”，既可以用来形容恐怖的事，也可以用来形容美妙的事；有些词对经历不同的人来说含义也有所不同……但有一个词，给每个人带来的感觉基本一致，跟任何美好、积极的联想都沾不上边，大多数人听都不想听，提都不愿提，想都不敢想，然而我觉得有必要在此拿出来说一说，以便充分阐明这本书写作的前提。不瞒你说，如何恰当地处理这个话题，对我来说也是个极大的挑战。

我已经数次提起过，要最大限度地利用书中提供的方法，关键在于一种全新的思维方式。此时此刻我再次提醒你，对待我说的这个词，你需要尽可能地转变看法。你一定在想："到底是哪个词啊？"那就是"癌症"。我终于把这个坏家伙说出来了。看到这个词你有什么想法呢？有没有想到好事？

如果你得知癌症跟你的认识不同，你会怎么想？如果你了解到一直以来得到的有关癌症的资讯与实际情况不符，你会怎么想？有时，整个世界都信奉的东西后来被证明与事实恰恰相反，人们的认识全都要随之转变，连教科书也不得不重写，历史上这样的事例简直不胜枚举。举一个马上能想到的最典型的例子：人们一度相信地球是宇宙的中心，太阳绕着地球旋转。当一些天文学家宣称事实恰恰相反时，他们不但受到诋毁和攻击，而且大都没好日子过——进了监狱！那时候，人们认为这是亵渎神明的言论；对待亵渎神明的人，那时候的人们可不太宽容。

当然，我绝非想让你相信癌症是个好东西，我想告诉你的是：多数人不了解癌症最基本的特性，把癌症看成是魔鬼，逮着谁就一点点吃个精光，只留下葬礼。我们都对未知事物充满了恐惧，其实，人们对癌症的巨大恐惧与人们对癌症本来面目的误解程度不相上下。

了解癌症才能了解健康

听过"棍子都有两头"这个说法吗？它跟"硬币都有两面"意

思一样，都是说为了明白问题的一个方面，相反的方面也值得研究。癌症和健康的关系问题当然也是这样。我经常听人们说："知道什么是你不想要的与知道什么是你想要的同样重要。"例如，有人想知道自己该从事什么职业，他信赖的人就会建议："弄清自己不想做什么，有助于发现你想做什么。"

要搞清楚健康有活力的含义，以及如何拥有这种状态，我们就得先看看与它相反的另一面是什么。在这里，"棍子的另一头"是典型的生活方式病：癌症。我发现，绝大多数人对致癌因素一无所知。当你真的知道什么因素致癌，要避开它们就易如反掌了。

确切了解癌症的本质及其成因后，如何预防就显而易见了。你将从本书中学到的是，如何选择能带给你健康活力的生活方式。当你拥有了健康活力，自然不可能患上癌症，健康与癌症显然无法共存。

癌症是美国人健康的第二杀手（心脏病位居第一），每年夺去超过 50 万人的生命。从全球来看，癌症也是主要的健康问题，自 20 世纪以来情况逐年加重，重要原因之一就是人们一直不了解癌症的本质。要知道，癌症不是问题本身，而是问题出现后的最终结果。由于对这一简单事实的普遍误解，几千亿美元被浪费在无效的治疗上，试图挽救癌症病人垂危的生命，可惜却为时已晚。更糟的是，数百万人在最终无谓地死于这种原本可以预防的疾病之前，还要受尽折磨。实际上，我很难想出比癌症更容易预防的人类疾病——这或许是我在书中说过的最有争议的观点。

1998 年末，美国有 15 万人参加了在首都华盛顿举行的一场盛大集会，集会的主题是“前进：一起征服癌症”。这些人的观点是，当年泰坦尼克号上死了1500人就被看作是个大悲剧，可现在每天都有1500人死于癌症。他们呼吁：把治愈癌症放在医疗保健工作的首位。但我觉得这大错特错，我们必须把预防癌症放在首位。

如果有人发生严重的交通意外，事情就结束了，因为伤害已经发生，没有办法补救。可是，假如这个人学过如何警觉地驾驶，时刻防备意外发生，不做无谓的冒险，那么或许就能避免意外事故的发生。我要向你介绍的就是，如何预防疾病的发生。通常，生病或者感到疼痛是癌症降临的序曲。本书介绍的信息将帮助你充分理解疼痛、不适和疾病这些最早的微小信号，它们说明身体不大对劲，必须加以处理，否则情况就会恶化。这时候必须及时采取适当的措施消除导致疼痛不适的原因。反之，如果你忽视病因，靠吃药来平息这些警示信号，就错误地踏上了一条长此以往可通向最可怕疾病——癌症的道路。

看完这本书，你不仅可以知道怎么预防癌症，也会知道怎么预防所有的病痛。路易斯·哈里斯公司的一项民意调查显示，人们抱怨最多的健康问题是疼痛。在这本书中，你会了解到疼痛到底是怎么一回事，有什么极其重要的作用，如何消除疼痛，以及如何及早采取预防措施使疼痛不再复发。

这本书中的方法不研究癌症这个结果，而研究致癌的原因。

还记得世界的发展变化遵循因果关系的法则吧，事情不会凭空发生，有果必有因，有刺激才有反应。在这里，我们做的危害健康的事就是刺激，癌症就是这些刺激引起的反应。研究癌症这个长期滥用身体、疏于管理身体的最终结果，就好像别人把你的车开走后你才冲出去锁车库门一样可笑。

想要最大限度地从书中获益，关键是要明白下面这个道理：当你关注反应而不关注引起它的刺激——当你关注结果而不关注引起它的原因——你就陷入了可悲的境地：不得不关注事后治疗而不是预防，因为这意味着你已经生病，预防为时已晚。

这就是我提到的全新健康观和疾病观。传统观念是等到生病后再用最新的方法阻击它，也就是治疗疾病；而新观念则是了解致病因素后避开它们，也就是预防疾病。你将学会如何通过研究原因而不是结果来预防疾病。你看到的内容可能会与你的某些信条相抵触，对此我只要求一个公平的解释机会，看看我会说些什么，我敢保证，你不会失望。

抗癌战争

尽管每年死于心血管疾病的人数常常是死于癌症人数的两倍，但是随便找个人问问更害怕哪种病，得到的回答总是：癌症。然而，很少有人知道癌症到底是怎么一回事。你知道吗？你的朋友知道吗？他们一般都会这么说："我当然知道，谁不知道啊？"可要是刨根问底，他们就不清楚了。他们知道的是癌症的后果和治疗方式，至于癌症究竟为何物，除非他们在保健领域工作并有一定造诣，否则谁也说不上来，就是研究人员、科学家这些应该知道的人也不知道。当然，目前有各种各样的猜想、推断、学说和假说，但是当你认真追究起来，“专家们”目前仍在尝试彻底弄懂癌症。

1971 年，时任美国总统的理查德·尼克松颁布了《美国国家癌症法案》，由此发起了一场“抗癌战争”。1972 年，美国国家癌症研究所的预算翻了一倍多，该研究所自信地宣称：到 1976 年美国建国 200 周年庆典的时候，就能有治愈癌症的方法。

哈佛大学的生物统计学专家约翰·贝勒博士是《美国国家癌症研究所杂志》的编辑，为该研究所工作了 25 年。1986 年，他在《新英格兰医学杂志》上与别人合作发表了一篇关于 1950—1985 年美国抗癌战争情况的研究报告，文中写道：

> ……这些数据无法证明致力于提高癌症治疗水平的约 35 年的集中努力，对死亡率——衡量临床效果的最基本数据——有太大影响。实际上，对于癌症，我们正在节节败退。癌症的发病率有所上升，这表明我们没能预防或控制导致癌症的新增因素和现有因素。

这些研究者得出如下结论：“……35 年来致力于提高癌症治疗水平的努力应该说确实失败了。”没有比这说得更明白的了。1997 年，贝勒博士在《新英格兰医学杂志》上又发表了一篇文章，再次呼吁社会更加关注预防癌症。在文中，他又一次报告了美国令人沮丧的抗癌状况。

从美国对癌症宣战起到现在，五十多年过去了，有超过 350 亿美元花在研究上（这还只是美国政府的钱，更多的投入来自个人），1 万亿美元用在治疗上，800 万人死去了，可我们还跟从前一样，没有找到攻克癌症的方法。显然，医学界最聪明的人都对癌症深感困惑、束手无策。美国有线电视新闻网记者卡尔·罗谢尔曾问芝加哥大学医学中心的塞缪尔·爱泼斯坦博士这场抗癌战争是不是失败了，塞缪尔博士严肃而直截了当地说："我认为我们真的输给了癌症。过去的四十多年里，癌症的发病率大幅上升。"

从理查德·尼克松 1971 年对癌症宣战以来，美国花费了数百亿美元用于癌症研究，然而癌症死亡率却增长了 8%，这使得癌症专家们不得不向美国国会报告：对癌症的战争陷入僵局，如果没有重大突破，5 年后癌症将成为美国人的头号杀手。

报纸上不断有大标题闪现，说抗击癌症的战斗取得了种种进展，技术上也不断进步，还投入了几百亿美元用于研究，可是我们却听到这样的消息——情况比以前更糟，而且还将进一步恶化。

看看下面这条从《伦敦日报》上摘录的消息："一个中年人很难一一历数他生活中出现过又消失了的治癌灵方。为了找到良方治愈这种 50 年来发病率稳步增长的疾病，世界各地数以百万计的动物一直遭受着实验的折磨。报纸上醒目的标题宣称或至少暗示，我们正处于这个时代最惊人的医学突破来临的前夕。"是不是感觉很熟悉？如果在今天的晨报上看见这样的文章，你会不会只是一瞥而过？告诉你，这些文字印在 1924 年 2 月 1 日的报纸上！这么多年过去了，这样的陈词滥调还在不断重复。

癌症究竟为何物

事态的严重让关注预防显得尤为重要。由于这本书讨论的只是预防，我觉得没必要对癌症进行专业性太强的解释分析，只需点到为止地简单描述它的性质，帮你理解本书概括的助你获得健康活力的原则即可。我保证，这是你读到的最简单、最易于理解的一种解释。

许多人可能认为用通俗易懂的话解密癌症是一项令人望而生畏的任务。因为这个话题一直淹没在大量的专业术语中，大多数人都把它看得很复杂、很晦涩，于是干脆放弃了理解它的努力，觉得最好把这个问题留给专业人士，或许他们可以突破困境，弄明白些什么。错了，这种想法或许对专业人士很有利，却让你在影响自己生活的问题上失去了决策权。

谈论保健、医疗和身体状况有两种方式：一种是令人费解的方式，一种是简单明了的方式。例如，我可以说我得了肘前和腘后荨麻疹瘙痒，也可以简单说我的手臂和腿很痒；我可以告诉你我犯了体位性低血压，也可以说我头很晕。看出两种方式的不同了吗？想想专业人士用哪种方式跟你讲癌症，你就会明白为什么这个话题令人迷惑，你永远都搞不懂了。

癌症这个问题一向被错误地复杂化了，现在我说实际情况比专家让我们相信的要简单得多、易于理解得多，一定有人不能接受这个说法。其实，这全看你选择哪种观点了。医学观点或许是你接触到的唯一观点，它与我选择研究的自然疗法的观点大不相同。

让我们从两者观点一致的地方开始。你的身体由细胞组成，这些细胞甚至可能多达 100 万亿个。细胞连在一起组成皮肤、骨骼、肌肉、脏器、牙齿、头发、指甲、声带、眼球——身体的每一个部分。所有这些细胞，都听从大脑的管辖和指挥。体内的细胞无权擅自做主、四处乱跑，绝对不能想去哪儿就去哪儿、想干什么就干什么。一个肝细胞不能说："今天我想变成眼细胞，看看四周的情况，这里太黑了。"每一个细胞都不停地向大脑发送信息、请求指示，大脑接收每一条信息并即时回复，这在我看来是世间最惊人的一件事。一天 24 小时数万亿条信息不停地来回传递，身体众多的功能得以分毫不差地履行。值得注意的是，这一切都在同步进行！

每个细胞就像军队里的一个士兵，随时待命。每项活动，无论多么微小，都在大脑的指导和监督下进行，整个过程规规矩矩、井然有序，没有一个细胞会自作主张。

可是，就像生活中常见的那样，凡事总有例外，这里的例外就是——癌细胞。癌细胞原本也是正常的细胞，后来因为有毒物质的作用而失常，与大脑失去联络，不再受大脑的控制。它确实是由于中毒而变"疯"的，然后就"擅自行事"了。正常细胞分裂到一定程度就会停止，癌细胞却不停地无序繁殖。放在显微镜载玻片上的两个正常细胞碰到一起就会停止生长，可是在相同的情况下，癌细胞却会继续生长，而且是疯狂失控地生长。大多数癌症就是因为失控的细胞生长导致肿瘤生成，摧毁了正常的细胞。

显然，全世界都想知道是什么把正常细胞逼疯的，弄明白这一点，你就明白什么是癌症了。根据自然疗法的观点，正常细胞常年被迫接触的毒素最终把一些细胞逼疯了，在上一章里你已经知道了这些毒素从何而来。癌症是细胞长时间病态发展的最终结果，这种发展变化早在癌症的化学征兆产生之前就开始了。对你来说，认识到癌症不是突然袭来，而是慢慢发展起来的，这一点非常关键。

现在，我必须澄清一个流传甚广的关于癌症的错误观念：当人们谈论乳腺癌、直肠癌、前列腺癌或身体其他部位的癌症时，就好像它们是截然不同、各自独立的疾病一样。其实癌症就是癌症，不管它发生在什么部位，本质都一样。癌细胞就是被逼疯的细胞，可能出现在身体的任何部位。不同种类癌症的唯一区别是发生部位不同，而非本质不同。生癌的身体部位是次要的，癌症确实发生这一事实才是主要的。如果人们的生活方式导致体内的细胞被迫长年累月与不断涌来的毒素作斗争，体内的一些细胞就很可能被逼疯。

癌症发生在哪个部位不是最重要的，为什么发生才是核心问题。

说乳腺癌和前列腺癌不是一种病，前列腺癌和结肠癌不是一种病，就如同说雨、雪、冰、霜、露水、冰雹不是一种物质一样，而实际上它们都是水，只是密度不同而已。雨和雪的外表可能不同，但本质都是不同密度的水；乳腺癌和前列腺癌外表可能不同，但本质都是不同形态的癌症。

我所在地区的报纸上有篇文章描述了 3 个癌症患者的经历，其中一位女性谈到她的“3 种癌症”：1983 年她因肺癌失去了一片肺叶；1986 年她因乳腺癌失去了一个乳房；1992 年她又因皮肤癌切除了一块皮肤。文章说她认为得上肺癌责任在自己，因为她抽烟 34 年，然而，她有一事不明，引用她的原话："可是我做了什么事该得乳腺癌呢？我到底哪里做错了？"

她没有意识到，吸烟在我看来是世上最有害健康的习惯，不仅损害了她的肺，还损害了她的整体健康状况。当然，肺或许首当其冲受到吸烟的影响，但是一个人的生活方式才是细胞被逼疯的决定性因素。像吸烟这种天生有害健康的行为影响的是全身细胞，而不仅仅是肺部细胞。吸烟是导致肺癌的因素，也是导致皮肤癌和乳腺癌的因素，而且是主要因素。由于吸烟，加上其他不良生活习惯，她的身体只不过是从最虚弱的地方开始崩溃而已。

癌症不会凭空发生，无一例外都是由于致病因素长时间没有消除而导致的结果。细胞被逼疯的进程很慢，你不会在一夜之间就患上癌症。一个癌细胞变成 12 个癌细胞要花上一年的时间，以这样的增长速度，癌症发展到铅笔尖大小的肿块需要 6 年时间，而要发展到足以被发现的程度——1 厘米大小，或者跟豌豆粒差不多大，就需要大约 10 年的时间。这就是为什么我说癌症是典型的生活方式病的原因。常规治疗方案如手术、放疗和化疗都是事后治疗，它们在疾病发展到最后阶段才开始处理，忽视原因而处理结果。如果一个人身上的肿瘤或者器官被切除后，不消除致癌原因，又马上回到起初导致癌症的生活方式中去，这个人就无法恢复健康，他的癌症就必定会复发。人们会说"旧病复发""癌症又回来了"或者"一定是没把它切除干净"，其实癌症不是回来了，而是从未离开。切除前列腺或乳房并没有消除病因，如果这么做就认为癌症不会复发，就如同认为摘掉了所有苹果，树上就不会再结苹果一样愚蠢。

只有消除了导致反常细胞产生的中毒的原因，才能恢复健康，当然前提必须是，健康还没被损害到无法补救的地步。无法补救的损害是指不健康的状况长期存在，且未见减轻，最终导致疾病进入细胞被逼疯的阶段。如果癌症转移，就是说癌细胞摆脱了最初的发生地，扩散到身体其他部位，预防措施显然已经无效，必须采取别的行动。这自然是不好的方面，但也有好的方面：癌症需要 10 年才能形成。

疾病的发展要经历 7 个独立的阶段，如果在前面的任何一个阶段消除了致病因素，就可以恢复健康，不会发展到第 7 个阶段——癌症。换言之，在细胞被逼疯以前，你有好几年时间可以改变身体状况，尽可能地预防其发生。而且，身体还时刻准备着履行它自愈的职责。

自愈的人体

自然疗法告诉我们，人体永远都在努力争取达到最高水平的健康状态。人体可以自我修复、自我康复、自我维护，也一直不懈地运用自身的力量来获得并保持健康。健康是身体正常的状态；生病是身体反常的状态。当你健康时，身体会自动把力气用在保持健康状态上；当你生病时，身体就会不遗余力地去恢复健康。体内夜以继日地执行着数万亿项机能，从无休止，这是身体不停地为获得和保持健康所做的一部分努力。

身体在任何情况下都会努力争取最佳健康状态，就如同把打足气的球按入水中后放手，球一定会冒出水面一样。球被松开后，要做的唯一一件事就是以最短的路线和最快的速度浮出水面，不会犹豫，不会左右摇摆，更不会沉下去或停在原处不动。除了直奔水面，它不会做其他任何事情。身体在追求健康的时候也是这样，总是努力以最快最有效的方式获得健康。如果要让球待在水下，除非按住它；如果要让身体不为获得健康活力而努力，除非强迫它处理超出其能力范围的情况，压垮它的防御系统。可就是到了那时候，身体也不会放弃努力，只要还活着，它就会为健康而奋斗。

我们很幸运，身体有一种内在的机制可以在健康受到威胁时发出警告。问题越严重，警告就越强烈。不幸的是，大多数人意识不到这是身体在试图引起他们的注意，提醒他们危险即将到来，因而往往会忽略了这些警告，或者用药物掩盖它们。结果，本可以在发展到对生命构成威胁的程度前就得以纠正的情况，经常愈演愈烈，最终导致细胞被逼疯。

在疾病的前 6 个阶段，身体会发出警告，你必须识别它们，明白它们的意思，这相当关键。如果你能够注意到这些警告，就可以采取适当的措施保护自己，预防长期忽视警告导致的最终结果——癌症。

下一章我将讲述疾病的 7 个阶段，以及各个阶段身体发出的警告。这不但可以使你免除数不清的伤心、担忧和痛苦，还可能挽救你的生命。了解它们是获得健康活力的要素之一。

第四章

疾病的7个阶段

健康	1	2	3	4	5	6	癌症

你现在看到的就是前面提到的“有两头的棍子”。显然，我们都希望自己留在健康那一头。本书就是要帮你学会保持健康的方法。

你有没有这样说起过别人生病或死亡的事：“真不敢相信，他那么健康”或是“我前两天刚见过她，她看起来很好啊”。

有件事一定要清楚：疾病从来不会悄悄逼近，突袭人类。疾病的发生和发展要经历很长时间，是人们对身体长期忽视和滥用而导致的最终结果。从疾病的第一阶段到第七阶段（即癌症），可能要经过很多年，在其中任何一个阶段，你都随时可以对疾病的发展叫停，从而结束所有疼痛和不适。要知道，疼痛和不适是身体发出的警告信号，提醒你应该作些改变，否则情况就会越来越严重。熟悉了疾病发展的7个阶段和每个阶段的警告信号，你就可以控制自己的健康，完全自己做主，不受外界影响。

在你熟悉这7个阶段的时候，我希望你注意一个事实——疾病形成的过程很长。疾病不会在7天里形成，也不会在7周或7个月里形成，它在每个阶段的发展都很缓慢，从一个阶段走向另一个阶段，可能要花数年甚至数十年的时间。

在前6个阶段中的任何一个阶段，如果病因消除了，疼痛就会停止，疾病的进程就会结束，你就能恢复健康。如果使用药物来消除不适（这是通常的做法），不去查找病因，疾病的进程就会延续（尽管药物可能掩盖疼痛，给你情况改善的错觉），疾病的下一阶段就不可避免。

第一阶段：乏力

疾病的第一阶段是乏力（enervation）。“乏力”一词源自“能量”（energy），能量是生命的根本，你的存在有赖于特定时间里用于完成身体各项机能的能量供给。出现乏力时，要么是身体无法产生足够的能量来完成自己的任务，要么就是要做的事情太多，超出了正常能量供给的范围，这会导致身体受损，产生的能量更少。事实上，此时身体所有的机能都会受损，包括无法正常排出新陈代谢产生的有毒废物及人体摄入的70吨食物的残渣。体内存留一定数量的毒素很正常，只有当产生的毒素多于排出的毒素时，才会发生问题。这种状况不仅会使身体无法恢复失去的能量，还会导致体内存留过多的有毒物质。由于能量是在睡眠中得以恢复的，所以乏力的第一个警告信号是疲惫、困倦，白天需要小憩，晚上需要更多睡眠。

表明身体出现不适、正力图矫正的所有征兆中，最常见的一个征兆就是食欲不振，没有比这个征兆更可靠的警示了。消化食物要用掉很多能量，如果体内有亟待解决的健康问题，聪明的身体就会本能地降低食欲，把原本用于消化的能量用到其他更需要的地方。这就是为什么人类每一种疾病的症状清单里差不多都有食欲不振这一条，它可以在疾病的第一阶段出现，也可以在随后的各个阶段见到。而乏力直接导致了疾病的第二阶段。

第二阶段：毒素堆积

毒素堆积发生时，体内未被排出的有毒物质开始渗入血液、淋巴结和其他身体组织。身体意识到必须马上补救这种情况，所以开始全面排毒，力图自我清洁、保持健康。毒素堆积发生时可能出现两个症状：一是身体出现更多不适的警告信号；二是身体的能量进一步丧失。如果这时候你还加班，或者承受很大压力，或者休息或睡眠不足（这些情况都会大量损耗能量），疲惫困倦的症状就会越发明显。当毒素堆积过多时，疾病就会进入下一个阶段。

有一个很典型、很普遍的信号可以明白无误地告诉我们，毒素已经累积到必须加以清除的水平，否则身体就会受到伤害。这个信号会出现在第二阶段，也会出现在以后的各个阶段。它是最明显的证据，证明身体正在试图自我清除毒素。如果有人问我什么能最可靠地表明体内毒素过多而必须予以清除，那无疑就是这个信号了。然而，在所有的症状中，没有一个症状像它那样被严重误解，这种奇怪的现象令我震惊，也令所有了解身体具有极高智慧和超凡自愈力的人讶异。身体为了保护自己而聪明地发出这样既简单又明显的信号，竟会遭到如此长久而骇人听闻的误解，实在让人想不通。你知道我指的是什么吗？在生活中，你很可能也体验过它的滋味，那就是发烧。

无论你过去对发烧持什么态度，无论别人曾经让你相信发烧代表什么，我希望今后你能明白，发烧是你的盟友。我不是说你应该盼着发烧，而是说发烧是身体采取的自我保护措施。

如果你看到有个人躺在血泊里，胸口还插着一把刀，你对血从哪里来会心存怀疑吗？如果此时某个医学权威抓耳挠腮、喃喃自语："血到底从哪里来啊？"你会做何反应？会不会瞠目结舌？反正每当我听到有人说发烧是迄今为止无人能够解答的奥秘时，我就会作出那种反应。要不是这种令人费解的无知导致的后果太可悲，这种对于发烧的愚蠢解释或处理方法倒可以成为很好的喜剧素材。

很早以前，发烧病人会被放血！医生还会用轻粉和奎宁这两种虎狼猛药为他们治疗。发烧一直带给人恐惧，被看作是魔鬼和冷酷无情的敌人，人们必须斗倒它、征服它，不惜任何代价，就算病人为此丧命也在所不惜。这一点你一定不会相信，不过就像里普利先生[1]常说的那样：信不信由你。在19世纪中期，医生不允许发烧的人喝凉水，认为凉水对病人非常有害。发着烧的孩子不断恳求给点水喝，求到嗓子沙哑得说不出话来，也不会得到一滴水，直到悲惨地死去。有时候，当医生觉得病人难逃一死时会给他一杯水喝，算是满足他临终的愿望，而病人往往因为这杯水奇迹般地康复起来，但是喝凉水对病人极其有害的说法仍然根深蒂固。当时一位能够更理性地看待现实的医生曾对此提出疑问："为什么对健康人有益的东西会对病人有害？"发烧这种身体用来自我保护的举动，是一种补救措施，天生就有益于身体，结果却被如此可怕地误解，实在令人百思不得其解。

一次高烧能动员身体的防御体系。当危机发生时，比如体内毒素堆积过多，身体就会通过提升体温、增加能量供给的方式来加快新陈代谢，从而促进自愈的进程。这是由下丘脑控制的，这个器官相当于人体的恒温器。

新陈代谢包括吸收营养和排出废物（毒素）两部分。当毒素累积到一定程度，让人体无法承受，不作特别的变化（比如发烧）就无法清除时，就有必要靠热量来加速排毒。热量起到催化剂的作用，使毒素液化后进入血液，然后被运送到各个排毒器官（肠、膀胱、肺和皮肤），最终由这些器官排出体外。

我现在还保留着一份剪报，文章的标题是"发烧仍然是个谜"。

---

① 罗伯特·勒罗伊·里普利（1890—1949），美国企业家，创办了著名的《里普利信不信由你》报纸专栏、同名广播和电视节目，收录了世界各地的奇闻异事和自然奇观。——编者注

说这句蠢话的医生在文章中回答了读者的提问——发烧是什么以及什么因素导致了发烧。他的回答是："没有人真正知道答案，发烧及退烧的原因至今仍是个谜。"在我看来，这个谜就像为什么白天亮晚上黑一样神秘。

发烧不是个谜，相反，它体现了人体的奇妙。对这一点，无论过去还是现在，没有科学家能够完全理解或彻底解释清楚。发烧是身体做出的明白易懂的合理举动，我们的身体具有极高的智慧，它只不过是运用自身无数机能中的一种来进行自我保护而已。

但是，对于发烧的无知一直延续到现在。我认识一些很聪明的人，自家孩子发烧的时候却惊慌失措地跑去求医问药，唯恐身体自己烧坏自己，造成大脑损伤。人体可不是傻瓜，它的智慧超乎我们的想象，认为身体会因为提高自身温度而伤及自己的大脑，这种想法是我听过最荒唐的想法。

身体一直在造血，你觉得它忘记控制产量以至于造血过多，把自己淹死了，这种可能性有多大？你觉得身体消化完一顿饭，忘记停下来，继续把胃消化了，这种可能性有多大？你觉得身体在呼吸的时候，突然忘记停止吸气，结果吸进太多的空气把肺撑爆了，这种可能性又有多大？可笑，荒唐，骇人听闻，是不是？根本就没有可能！

调节体温是人体最基本的机能之一，由身体启动，由身体控制，并作为主要的防御手段之一被身体谨慎、明智地加以使用。所以，有人说身体这种精心设计和管理的机能会为了自救而开启，却不知为何烧坏了大脑也不停止，这真是愚蠢。可是，直到 1999 年，那位剪报上的医生在回答关于发烧的问题时还说："你无意中问到了一个让医学界最聪明的人在几个世纪以来都感到困惑的问题。"

以我的经验来说，我从未见过也没听过有人因为发烧死去，不管是老人还是年轻人，除非在发烧的时候用过药。发烧是为了加速排毒，而药物固有的毒副作用却会使人体毒素过量的情况雪上加霜，在某些病例中就会伤害患者甚至导致患者死亡。害死人的是药物，可背上骂名的是发烧。你知道"抗生素"的字面意思是什么吗？是"反生命"！

不要害怕发烧，要懂得它是人体最常见、最明显的自我保护措施之一。如果你发烧了，可以肯定你的身体起码已经进入疾病的第二阶段，否则不会这样。发烧病人不应该服用任何药物，饮食应该清淡（最好只吃新鲜的水果或者喝果汁），渴了就喝水，注意静养，以便身体可以不受干扰地做它该做的事，发烧自然会在完成使命后停止。

第三阶段：失调

在乏力阶段，可以辨别的警告信号只有疲劳和没胃口，而在毒素堆积阶段及其导致的失调阶段，出现了更多可辨的警告信号。疾病的这一阶段旨在提醒你体内毒素增多，希望你认识到这个问题并做出适当的调整。

失调阶段的状况是，身体启动防御机制，加速内部运转以排出累积的毒素。排毒现象可以发生在身体不同的部位，引发的失调反应虽然没有严重到让你找医生治疗的程度，却相当令人不快，足以使你想方设法摆脱这些不适。其实，失调是身体刺激你采取行动的一种方式。

失调的一个显著表现是尿急或便急。这种急迫的感觉并不十分痛苦，除非你憋的时间太长，最后变得痛苦不堪，只想一泄为快。肠道和膀胱无疑是清除废物和毒素最显而易见的渠道，而其他排出毒素的方式则不太明显。

许多失调的警示症状你都相当熟悉，比如，毒素堆积引发的常见失调症状是瘙痒。皮肤不仅是人体最大的器官，而且是排毒器官，人体常常通过从头到脚所有皮肤上的40亿个毛孔大量排出毒素。如果身上哪块皮肤出现瘙痒，就是典型的局部排毒现象，因为当毒素到达皮肤表面的时候，就会刺激这块皮肤。在这个阶段，情况不是很严重，也没什么太大的痛苦，但是很烦人，这是身体引起你注意的一种方式。只有当你忽略这些信号，不采取行动消除导致问题产生的原因时，瘙痒才会进一步发展成更恼人的东西，这将在第四阶段（发炎阶段）讨论。

并非每个人都在失调阶段感到皮肤瘙痒，有些人会没来由地感到恶心反胃，这种情况可能发生在一天中的任何时候，但是早晨更为常见，因为那段时间身体正好处于排毒期。失调的另一种形式是鼻子总是微微发痒，还有可能觉得烦躁或易怒，没来由地大发脾气。如果你发现自己容易发脾气或被激怒，又不是出于本性，那就是失调的征兆。你一定听别人说过“她总是很急躁”或者“别惹他，他心情不好”。由于被议论的人正处于失调阶段，因而很容易被激怒，事情就这么简单。

失调阶段的其他警告信号包括紧张、抑郁、焦虑和担忧，特别是当这些与你的性格特征不相符时更要多加注意。你可能发现自己比从前更容易头疼或有其他疼痛。再有，难以入睡、睡不踏实和体重增加也是处于失调阶段的迹象。其他典型特征还包括舌苔厚、口臭、体味浓重、面色蜡黄等，特别是出现黑眼圈。女性还可能出现月经失调或月经量增多的现象。

你可能会想：“天啊！是不是什么都是警告信号啊？”确实是这样。不幸的是，有些人常年失调，却不知道到底为什么。他们的不适症状没有严重到需要医治的程度，就一味忍着。可是如果长时间无视乏力、毒素堆积和失调的影响，任由引发疾病的毒素在体内越积越多，就不可避免地要进入疾病的第四个阶段。

第四阶段：发炎

发炎是身体力图自我清洁、自我康复的最强烈的反应。当这个阶段到来时，你会真切地感到有问题存在，因为疼痛也随之而来。疼痛不会凭空发生，也不是对你某些不当行为的惩罚，它的到来自有深意。

我说过这本书要向你介绍新的健康观和疾病观，而理解疼痛的性质和作用是这些新观念的关键组成部分。疼痛是你的朋友，这个新观念怎么样？或许听起来不那么舒服，但确实是这么回事。疼痛或许不是你愿意请进门的朋友，但仍然是个朋友。学会从完全不同的角度看待疼痛，你将终生获益。我不是要说服你喜欢疼痛，我不比你更喜欢它，但我了解它。只有当你了解疼痛，才有可能免受其害。

如果你不小心把手放到烧烫的炉子上，没有疼痛你怎么会察觉？如果你赤脚踩上玻璃碴，没有疼痛你怎么会察觉？疼痛保护着我们，它不仅提醒我们不要把手放在灼热的炉子上，也警告我们健康和生命已受到威胁。疼痛是身体最有效的警告信号，专为提醒你及时采取补救措施，否则就会有生命危险。但是由于没人告诉我们这些，我们根本没有意识到疼痛是友好的使者。当疼痛长年不断时，预示着血液中的毒素日益增多，身体正不顾一切清除毒素，防止灾难出现。疼痛是身体运用智慧请你注意的一种方式，而你注意到了吗？

很少有人意识到疼痛是身体力图自我修复时采用的一种清洁和治疗方式。相反，疼痛被视为“攻击健康的行为”，得找医生来救治。可以肯定，医生一定能发现病理症状，而且多数会使用药物治疗。症状当然会有，毕竟疼痛出现就是试图提醒我们注意这些症状，但是药物根本起不到消除病因的作用，只能减轻疼痛。不幸的是，药物会增加血液中的毒素，但同时给人以问题已经解决的错误印象。疼痛、不适和不好的健康状况都是警示信号，警告我们身体已经出现问题，如果不明智地进行处理，细胞就会发疯。

发炎时，体内的毒素通常集中在一个特定的器官或区域里以便被身体大规模地清除出去。由于不断受到这些有毒物质的刺激，这个区域开始发炎。炎症存在时，我们会被诊断患上了一种或多种“炎”。“炎”的字面意思是“某处出现炎症”。因此，扁桃腺炎就是扁桃腺出现炎症，阑尾炎就是阑尾出现炎症，肝炎就是肝脏出现炎症，肾炎就是肾脏出现炎症，关节炎就是关节出现炎症，结肠炎就是结肠出现炎症，感冒时鼻腔出现的炎症就叫鼻炎或鼻窦炎……这个单子可以无休止地列下去。淋巴结发炎时会肿大变软，这叫作淋巴结炎。肿大的淋巴结或淋巴腺是身体中毒素堆积最明显的警示信号之一，告诉我们清除体内累积毒素的工作早该进行了。

如果放任失调症状继续发展，就会导致皮炎——皮肤出现炎症。湿疹、牛皮癣和累及皮肤的狼疮是特别严重的皮炎，也是人体运用其修复能力通过皮肤强行排出毒素的明证。在这个紧要关头，如果采取适当的补救措施减少体内毒素，总能无一例外地消除这些症状，我曾亲眼看见过数不清的康复病例。

然而可悲的是，人们往往到此时仍不采取行动，还用药物抑制疼痛。药物或许会使疼痛暂时退去，但是问题依然存在。当身体清除毒素的努力被药物抑制时，血液中毒素的水平就会升高，身体的其他器官也会受到影响。这种情况不仅是体内已有毒素引起的，服药产生的毒素也起到了推波助澜的作用。

第四阶段是个关键的转折点，此时采取的行动决定了你是恢复健康活力，还是继续向着疾病的更高阶段发展。由于正处在 7 个疾病阶段的中间，这个时期的举动至关重要。如果采取的措施不当，不能排出身体中的毒素，疾病就必然会发展到下一阶段。

第五阶段：溃疡

第五阶段的情况是身体受到毒素旷日持久的攻击，大量细胞和组织已遭破坏，由于暴露了神经，身体会感到剧烈的疼痛，在体内或体外都可能出现伤口或溃疡。体内出现溃疡的典型病例是胃溃疡——胃黏膜上有个洞，得过这种病的人都很清楚有多疼。体外出现溃疡的病例是口腔溃疡或四肢上的脓疮。虽然身体会利用溃疡来排出毒素，但是只要血液中的毒素水平回落至合理范围，身体就会马上治愈溃疡。也就是说，溃疡发生后，身体会立即采取措施治疗伤口。

第六阶段：硬化

结痂是硬化的一种形式，就是使组织变硬或填补由溃疡等因素而受损的组织。这种硬化的目的很明确，就是要把威胁健康的有毒物质包裹在组织硬化后产生的硬囊中。身体以这种方式隔离有毒物质，使其停留在一个地方而不会在体内四处散播。这种硬囊是个肿块，常常被诊断为癌症，但事实上并非如此。

硬化阶段是身体仍能控制细胞的最后阶段，如果任由导致疾病发展到这一阶段的恶习继续，细胞就会开始“发疯”。发疯的细胞就像寄生虫一样，吸收能吸收到的所有营养，却对身体没有一星半点的回报，因为持续中毒已经改变了它们的基因编码，使它们变得不受约束。细胞的这种发疯状态就被称作癌症。

第七阶段：癌症

这是疾病漫长演变的终点。如果致病因素继续起作用，后果常常是致命的。在这一阶段，人体活力很低，细胞不再受大脑控制而疯狂无序地繁殖。虽然在最好的情况下，养生方法能够阻止癌症恶化甚至逆转病情，但这要费很大力气。本书贯彻始终的宗旨就是告诉你如何避免这一阶段的出现。

与大多数人，特别是那些确诊患有癌症的人看法相反，身体是你最好的朋友，是你追求健康生活、预防细胞变疯最伟大的盟友，永远都不要怀疑这一点。我说不清有多少次听到人们把自己身体的一部分说成是敌人，好像那部分身体自成一体、自行其是一样。在美国公共电视台关于乳腺癌的节目中，一位接受采访的女性说："我觉得自己特别想切除乳腺——它们已经成了我的敌人。我想切除它们，是因为它们可能会害死我。"世间恐怕没有比这更离谱的话了！

人们可能会把身体看成各自独立的不同部分，身体自己却不这么看。对身体而言，每一部分都是神圣而重要的，都受到同样的珍视和保护。无论是乳腺、前列腺、心脏、肺，还是牙齿、皮肤、眼睛和肠子，身体的每一部分都同样重要，在治疗上都得到同样多的关注，没有哪一个得到的关注更多。身体不会偏心，而是会像太阳一样普照万物。身体哪个地方出了毛病，能量就会被用在那里全力解决问题。对于任何即将出现的问题，身体都会向我们发出警告信号，这种智慧与生俱来，存在于每个细胞之中。

在疾病的前 6 个阶段，身体通过不适的症状向我们传递警告信号。如果我们收到警告信号后及时采取补救措施，那么不适得以消除，信号就会停止；如果无视警告信号，坚持老习惯，信号就会越来越强烈，疼痛就会持续加剧。身体这种内在的警示机制自动运行着，就像人必要时会眨眼，血管里的血液周而复始地流动一样，这是身体之所以奇妙的又一极好例证。但是身体能做到的只是提醒我们改变，却不能代替我们作出改变。

你有没有这样的经历？开车时突然发现仪表盘上红灯闪烁，提示发生了某种问题。你看到红灯后会怎么办？是不管它，希望它一会儿自动熄灭，还是拿东西挡住它，眼不见、心不烦，还是立刻把车开到修理厂，检查哪里出了问题？汽车制造商想到了在车上安装警示系统以防汽车受损，你认为我们的身体会忘了做类似的事情吗？当然不会，身体不可能忘记设计一套保护自己免受伤害的重要警示系统。

健康是自然的状态，而疾病是不自然的状态，身体总是努力保持健康状态。如果身体健康受到威胁，出现警告信号，就表明你没有为身体提供保持健康的良好条件，身体正试图解决毒素过量的问题。这个时候，如果采取补救措施，选择健康的生活方式，疾病就不会进一步发展，警告信号也会停止（疼痛会消失），你就能够恢复健康。相反，如果用药物抑制这些警告信号或者忽略它们，毒素累积过量的情况得不到解决，更严重的疾病就会随之而来，最终导致细胞被逼疯。

药物的危险性

我一直在强调，要努力采取补救措施来消除疼痛不适的根源，而不是用药物平息这些警告信号，这样做你将会终生受益。

说得更明白些：药物可能是你最可怕的敌人。一有不适就大把吃药，这是旧的思维方式。过去我们一直习惯用药物来应对疼痛，因为这很容易：疼了就吃药，然后疼痛就消失了，所以人们才高呼“药物万岁”！

但是，药物什么病都治不好。保罗·亚尼克博士说：“总体来说，药物在消除潜在病因方面起不到什么作用。尽管药物可以阻止危及生命的症状恶化，但大多数时候它们都在被滥用和误用。”药物掩盖了症状，这就是它们的作用，它们给你带来安全的错觉——“没有疼痛就没有问题”，使你无法做出正确的判断，于是问题被隐藏了起来。这就是人们不断地从疾病的一个阶段走向下一个阶段的原因。

1996年，著名期刊《汤森医学通讯》报道：“任何药物起到的生物作用，营养补充剂基本上都可以达到。”对此我毫不奇怪。越来越多注重健康的医生发现，精选的优质营养品或保健品可以起到跟处方药相同的作用，却没有药物常见的毒副作用。但是，我们仍然习惯使用药物。我曾经说过，美国每年花在保健上的钱多达 1 万亿美元，现在已达到 2 万亿美元，这些钱大多花在买药上。如今药品生意可是个特大买卖，正如阿特·布赫瓦尔德在《为了娱乐和利润的药品促销》一文中敏锐地指出："多年前，美国靠买卖石油赚大钱，而现在的巨额利润都来自药品。"在美国，平均每人每年要吃掉 11 种以上的处方药。这个数字虽然很惊人，但还不包括非处方药，如果都算进去，数字很可能要翻番。

人体的防御系统

贾尼尔·纳库兹博士

首先，我要感谢哈维·戴蒙德，他帮助数百万人过上了健康的生活方式。哈维对社会的影响具有巨大的价值，这对我来说也不例外。

哈维·戴蒙德是我的好朋友，他希望我以一种普通人能够理解的方式撰写关于淋巴系统的文章。经过思考，我决定以我三十多年来与病人和他们的疾病打交道的经验，用这篇文章来回答一些最常见的问题。

为什么了解淋巴系统很重要？

这是我的病人最常问的问题之一。每个人都听说过"免疫系统”，但他们并不都能将其与淋巴系统联系起来。这个系统最重要的作用都发生在淋巴系统内或与淋巴系统有关。

我们都知道，人体通过肝脏和肾脏制造粪便和尿液将毒素排出体外，但很少有人知道淋巴系统也可以排毒，它将细胞间隙中的大部分毒素排出体外。

什么是淋巴系统，它在身体的哪个部位？

我的病人说，心脏在胸部中间，肝脏是位于腹部上腔右侧的一个大器官，这很容易理解。但他们无法想象淋巴系统是什么，在身体的哪个部位。

这是因为淋巴系统是一个网络，而不是一个器官。在某种程度上，淋巴系统与遍布全身的血管网络很像。与血管一样，淋巴管也遍布全身，在整个人体中，淋巴系统和淋巴管不可能到达任何区域，所以这个系统还包括数量惊人（大概有数千亿条）的微小淋巴管。身体各处有如此多的淋巴管，所以如果你割伤自己，哪怕只是一个很小的伤口，也会切断许多淋巴管。小淋巴管汇聚成中型淋巴管，然后再汇聚为大淋巴管，最后由大淋巴管汇聚而成的淋巴干有两条淋巴导管相连。

沿着小淋巴管网络分布于人体各处的是被称为淋巴结的中心——很像高速公路上的服务区。这些淋巴结是为在淋巴网络中行驶的“车辆”（淋巴细胞）服务的区域。就像汽车停在服务区一样，淋巴细胞聚集在淋巴结中。这些聚集体被称为淋巴组织（“组织”是指为了共同的目的或功能而聚集在一起的大量细胞）。这种淋巴组织是由具有特殊功能的细胞组成，保护我们免受外来或有毒物质侵害。

淋巴系统是如何工作的?

在每个国家、城市或地区都有一些警察部队被派去寻找异常行为。如果身体像一个国家，那么器官就是城市，组织就是领土。人体会派出一种叫作抗原呈递细胞的警察部队，在人体的“市民”（细胞）和进入人体的“外来者”（如病毒、细菌、寄生虫）之间寻找异常行为。当警察发现有异常情况出现时，就会向警察局进行报告。人体内的警察局就是淋巴结。就像指派一个探员到犯罪现场收集信息一样，淋巴结发送一个 T 淋巴细胞。淋巴结是人体内异常行为的检测中心。它的工作原理是这样的：一个探员收集信息并创建一个案件，他会开始学习这个案件的所有信息文件，包括关于嫌疑人身份在内的所有已知信息（身体中的异常细胞或有害外来物质）。在他熟悉案件之后，会被指派为专门负责这个案件的探员。在体内，对案件熟悉的探员被称为致敏 T 细胞。在这里，我的说明将到达极限，因为身体对案件中分配的探员（致敏 T 细胞）所做的事情，不再是警察部门能复制的：致敏 T 细胞会迁移回淋巴结，淋巴结反过来又产生数百万个类似的细胞，这些细胞对相同抗原致敏。这种致敏 T 细胞从检测部位向淋巴结的迁移称为归巢，数以百万计的新细胞被称为 T 细胞克隆。

很难想象，一个探员回到警察局，然后被克隆出数百万个一模一样的探员。实际生活中发生的情况是：被指派调查案件的探员试图将他所掌握的信息传递给尽可能多的同事，但这些人永远不会像最初的探员那样熟悉案件。

我们能感受到归巢或克隆吗?

我们无法感知单个细胞的迁移，它太小了，所以我们感受不到归巢。但是，我们可以感受到克隆的部分。当淋巴结形成数以百万计的细胞时，它会膨胀，这是我们可以感觉到的。当你喉咙痛的时候，你有没有摸过你的脖子上部，有没有发现脖子与下巴连接处的腺体变大了？这就是克隆的过程。另外，淋巴系统的某些部分过于复杂和庞大，所以我们不能称它们为淋巴结，而是称它们为淋巴腺。在人体受到感染期间，在这些淋巴结或淋巴腺中能感觉到的肿胀，就是由于淋巴系统级联的致敏 T 细胞激活所致，淋巴结的肿胀就是我们所说的炎症。

医学上关于炎症的五个描述性术语是：红、肿、热、痛和功能障碍。但请注意，淋巴系统中发生的炎症是我们的朋友，而不是敌人。这是为保护我们而建立的机制，就像警察部门采取的行动（可能干扰正常生活）是为了保护社区免受有害因素的影响。

淋巴系统是多么神奇，它的活动是我们无法独立理解的。多亏了光学显微镜和电子显微镜，我们才得以探索淋巴系统的一些奇妙之处。医学科学的这一新领域被称为分子生物学。在这一领域，每个淋巴细胞就像纽约市一样大，并像纽约市一样，由许多街区组成，它们的名称有细胞核、高尔基体、光面内质网、糙面内质网等。人们可能最熟悉的细胞器被称为线粒体（淋巴细胞的能量生产引擎）。继续以城市和细胞作类比，纽约市的每个社区都是由许多建筑物组成的。淋巴细胞的细胞器内的每栋“大楼”都是分子。纽约市的一些建筑物非常大，例如帝国大厦，在细胞中，这些巨大的建筑被称为大分子复合物。细胞内的“帝国大厦”就是丙酮酸脱氢酶复合物，它是如此巨大，你甚至用普通显微镜就能看到它。

在当今这个时代，我们每个人都受到周围世界（空气、水、食物、人际关系、家庭、生活方式、快节奏生活等）中大量毒素的侵袭，这些毒素从身体、情感、精神和能量等各个层面影响着我们。我们的淋巴系统已经到了夜以继日、加班加点工作的地步，并逐渐枯竭。为了维持健康，我们的淋巴系统需要进行一次彻底的清洁，以将体内的毒素降至一个安全的水平，从而保持其正常功能。健康的淋巴系统意味着健康的身体，而健康的身体又意味着更好的生活质量和更长的寿命。人们可以衰老得更慢、更优雅。

“知识就是力量。”一旦你掌握了淋巴系统的相关知识，你就有能力也有责任去做对你有益的事情。

第五章

你最好的朋友

我衷心希望你能意识到自己的身体有多么精巧，多么奇妙，多么聪明。身体能够准确无误地完成各种繁复无比的任务，人们根本无法了解其智慧的渊博。

生物学和生理学领域的研究人员深信，我们永远都无法完全了解控制人体的能力，难以窥其全貌。单是大脑，就超出了我们的理解范围。实际上，设计得再复杂的电脑也比不上人脑复杂。大脑与其他部位一起，让身体在力量、能力和适应性方面发挥着无与伦比的作用。

人体由 100 万亿个细胞组成，这么多细胞协调一致地工作在一起，每个器官都是个奇迹：心脏跳动使 7 升血液在 15.5 万千米长的血管中循环；消化道蠕动使食物转化成肌肉和血液；身体一直保持平衡；体温一直保持恒定；肺不停地向细胞供氧；两百多块骨头和六百多块肌肉协调配合，使你可以随时随地向任何方向移动；耳朵使你可以享受音乐的美妙；眼睛使你可以欣赏日落的壮美；嗅觉使你可以赞叹玫瑰的芬芳；味觉使你可以尝到食物的美味……林林总总的功能无法一一列举，这一切活动全都同步进行，精确程度令人惊叹。如果需要，这些活动可以持续100年，甚至更久。要保证人体所有的活动精确无误地协调进行，这需要无穷的智慧，而试图理解这种智慧在现在还难以想象，我们只能抱以谦恭的敬畏。

人体的奇妙

我们每个人体内都有一股力量，或者说一种能量，控制并指挥着身体的各项机能，就是这种能量使你得以从极微小的细胞质发展成现在这样令人惊叹的生物体，就是这种能量在你割伤手指时立刻就“知道”该做些什么，随着血液凝结、伤口结痂，手指很快就会完好如初。骨头折断后，是什么使之愈合？是石膏和绷带吗？当然不是，是身体的智慧和力量使之愈合。骨头的两个断面会分泌出强度超过任何胶水的物质，使两块断骨重新长在一起，像折断前一样结实，甚至更结实。这个过程不是化学过程，也不是物理过程（即人工参与的），而是生物过程。即便你一下子摔断几根骨头，割伤数根手指，身体也照样可以同时治愈它们，而且不影响其他机能正常运转。这就是指挥人体各项活动的能量中蕴含的伟大力量。

这种能量和力量与生俱来，只要你一息尚存，它就是生命不可或缺的一部分。这种奇迹般治愈伤口的能量时刻准备着担当起其他更繁重的治疗工作。从今往后，你可以放心，不管你是否健康，这种能量在任何情况下都会自发地为你争取可能达到的最佳健康状态。它这么做，是因为它存在的意义就在于此。它不但此刻与你同在，而且永远都会伴随着你。我的目的是在你心中培育对这种能量的敬意，有了这种敬意，你才会支持身体发挥它的能力，努力获得健康活力。

对身体，我们本应有的态度是惊叹不已，实际上我们却常常漠然以对。我们必须开始真诚地欣赏身体具有的无与伦比的治愈能力。

正是在承认和欣赏身体非凡的自我保护和自我康复的能力方面，“专家们”莫名其妙地制造了医疗史上最惊人的疏漏。令人匪夷所思的是，他们忽略的竟是如此明显的事实，以至于他们无法解释自己的这种疏漏。

淋巴系统：体内的垃圾清洁工

不知道你记忆中有没有像我这样的往事：小时候，妈妈吩咐我把冰箱里的黄油拿到餐桌上。“好的，妈妈。”我一边说一边从座位上跳起来跑向冰箱。打开冰箱后，厨房里的我和餐厅里的妈妈会随即展开下面的对话：

“妈妈，黄油不在这儿。”

“就在那儿，我亲手放的。”

“我到处都找遍了，没有啊。”

“睁大眼睛，就在你眼前。”

“我说，妈妈，我的眼睛睁得很大，这儿就是没有。”

“别等我自己过去拿啊！”

“妈妈，肯定是有人拿走了。”

这时，妈妈就会大步走进厨房，来到开着的冰箱前，几乎看都没看一眼，就伸手拿出了黄油碟。那碟子就在冰箱的中间一层上，真的就在我眼前。如果我离得再近些，恐怕就把衬衫蹭脏了。我不敢相信自己一直望着它，却没有看到它。

权威们疏忽的东西对他们来说很明显，就如同黄油碟对我来说很明显一样。不同之处在于，我的疏忽并没有造成不必要的死亡。

这时候你一定会问：“天啊，他们到底忽略了什么？”他们忽略的只是一个因素而已，而这个因素对预防疾病，以及预防发病前数年的疼痛和不适都至关重要，它是“人体活力”中的一员。在这方面，常规的医疗方法和自然疗法之间存在着本质的区别：自然疗法认为人体充满活力，无所不能，它总能察觉到体内可能存在的问题，并不断处理这些问题；常规医学则把身体看成一个不走运的受害者，永远受到一切可能攻击它的恶毒势力支配。

这里说的这个因素专指人体的淋巴系统。长久以来，这个奇妙系统存在的意义一直鲜为人知，它的活动也一直被曲解。作为难以置信的人体智能的一部分，体内的一些系统有着各种神奇的功能，这些系统包括：神经系统、心血管系统、呼吸系统、消化系统、生殖系统、肌肉骨骼系统和淋巴系统（它是人体防御系统的必要组成部分）。

事实上，身体在自我防御、自我保护方面拥有无穷的能力。防御系统通常被错误地称为“免疫系统”，其实根本没有免疫系统，如果我们天生对疾病免疫当然很好，可这是绝对不可能的。或许你认为我非要把免疫系统说成防御系统不过是在咬文嚼字，但事情并非如此。

如果你拿一支上了膛的枪对准自己的脑袋扣动扳机，没有什么免疫力能让你避免脑袋开花的下场；如果你年复一年违反自然法则，也没有什么免疫力能让你不为此付出代价。人们一直认为不健康的生活方式不是大问题，万一生病，只要跑到医生那里打打针吃点药就万事大吉了，仿佛凭借几服药就能奇迹般地把过去欠下的健康账一笔勾销，正是这种妄想最终导致一个人死亡。

要想预防疾病，拥有健康活力，成功的关键在于了解淋巴系统，它是身体防御机制的核心。淋巴系统并不复杂，你对它已经有些了解，你原以为是免疫系统干的活多数都由淋巴系统来完成。

毒素是导致疾病产生和发展的主要因素，这是无法回避的事实。如果不清楚血液中毒素堆积的含义和淋巴系统的作用，就永远无法理解疾病。

如果允许毒素在体内蓄积，它们最终会带来不同程度的危害，可能是一般的疼痛，也可能是使细胞发疯。相反，如果毒素被定期排出体外，不让它的堆积速度超过清除速度，身体的各个系统就可以保持足够的清洁，以预防疾病发生。因此，尽你所能协助身体的排毒机制顺利完成，是不是理所当然呢？

身体具备这样高级的智能，我们是多么幸运。或许你以前没有具体思考这些问题，但是身体懂得把一个苹果转化成血液，这难道不令人惊奇吗？如果你仔细想想，就会发现这真是一种了不起的才能。在这个科技发达的社会里，地球上任何地方都找不到一位科学家能走进实验室把食物转化成血液。身体不仅可以不露声色地完成这项艰巨的工作，同时还不耽误它施展其他那些令人钦佩的才能。

身体运用同样的智能精确地行使其全部机能，其中也包括排出体内毒素。现在让我们看看淋巴系统。

几年前，纽约市的环卫工人罢工。我记不清罢工具体持续了多长时间，但我很清楚那对纽约人来说已经够长了，停止清运垃圾造成的情况很糟糕。光是随处可见的大堆垃圾袋就够让人郁闷了，更不要说这些垃圾越积越多，挡住了人行道，甚至在某些地方还撒到了车道上，阻碍了交通。更让人无法忍受的是，它们散发出的恶臭恶心至极，简直可以腐蚀掉你的牙釉质。

那时，每天人们都能从晚间新闻里看到越来越糟糕的状况，听到深受困扰的纽约市民表达他们的厌恶之情。可以肯定地说，那是一场脏污满地、臭气熏天的混乱，如果再不平息，就可能导致整座城市陷于停顿。淋巴系统实际上就是体内的垃圾清洁工。虽然这个清洁工可能会不堪重负，但幸运的是，它永远不会罢工，一天24小时都在努力工作，不断地使身体内部得到清洁和更新。

我希望你已经从我的描述中，感受到了人体及其控制自身的深不可测的才智有多么奇妙，你完全可以相信，淋巴系统用来完成自身使命的无与伦比的才智同样非常奇妙。

淋巴系统是由液体、器官、结节和小结、管道和腺体组成的令人惊讶的网络，这个网络昼夜不停地清除体内的有毒物质。千千万万个大小不一的淋巴结，守卫着进入人体的通道，使有毒物质无法侵入。如果把体内所有的淋巴管首尾相连，长度会超过 16 万千米，可以绕地球 4 周！体内淋巴液的体积是血液的 3 倍，这应该能使你认识到淋巴系统的重要性了。

与血液循环系统不同，淋巴系统只从人体组织中带走体液。它从所有细胞中收集废物，通过错综复杂的过程将它们分解并排出体外。淋巴系统还参与制造白细胞（淋巴细胞），白细胞可以辨认、捕获并摧毁外来的细菌及其他“入侵者”，并将之排出体外。

淋巴液的流动使毒素有充足的时间与体内强有力的清洁细胞（如巨噬细胞和淋巴细胞）接触，从而将 99% 以上的可溶性毒素（即抗原）困在淋巴结里。

淋巴系统生理探秘

除了软骨、指甲和头发外，你的整个身体都浸在淋巴液中。如果可以看到体内的淋巴管和淋巴结构成的网络，你会看到一层精细的大网，它覆盖了体内的一切结构。在接近皮肤表面的某些地方，你可以实实在在地触摸到淋巴结。颈部两侧、下巴底下、腋窝和大腿根部，是最容易触摸到淋巴结的部位。

如果你想看到超大淋巴结，就张开嘴巴看看你的扁桃腺。当然，对相当一部人来说，这是不可能的，因为在人们尚未认识到扁桃腺的重要性及其对人体的益处之前，许多人的扁桃腺都被切除了。如今，我们已经知道扁桃腺是淋巴系统的必要组成部分，是在鼻腔和口腔的连接处生成的环形淋巴组织，用于保护人体免受细菌及其他潜在毒素的威胁。

传统上认为扁桃腺可以切除的态度，说明了淋巴系统一直以来得不到应有的理解和尊重，而且完全被忽略了，根本没被看作人体的“健康卫士”。

我记得1988年在伦敦旅行时，从当地的报纸上读到一篇文章，标题是《廉价切除扁桃腺》。显然，这是为了方便人们切除这个令人烦恼、没什么明显用处的器官。医生们利用两个周末的时间，免费出诊搭起流水线，帮助一些儿童以极低的价格切除扁桃腺。据组织这次活动的卫生部门负责人说：“上个复活节我们做了128例手术，相当成功，所以我们打算再搞一次。”我3岁时就被草草切除了扁桃腺，在20世纪40年代末，这几乎是理所当然的事。扁桃腺被看成是喉咙里的一个笑话，留下它是一种折磨，切除后人们还有“谢天谢地，终于摆脱了”的感觉，真可悲啊！

扁桃腺肿大的时候，吞咽时会很不舒服，就好像身体试图告诉我们：“嗨，暂时别吃东西了，好让我能及时清除毒素。”可是没人教我们要理解扁桃腺发出的信息，并采取适当的行动。相反，我们任由扁桃腺被全部切除，还会因为在切除时很配合而得到一大碗冰淇淋作为奖励。

你没有必要从专业角度深入了解淋巴系统的全部生理机能，实际上，单为了全面预防不适或疾病的话，该知道的你都已经知道了。要点是知道体内毒素会越积越多，如果不加以清除，就会引发疼痛、不适，最终逼疯细胞，使它们变成癌细胞。能力无限的淋巴系统最明确的任务就是：在毒素对身体造成危害之前使之分解并将其排出体外。

要讲解淋巴系统及其令人赞叹的工作，最好的方式就是结合实例。我决定用乳腺癌作为例子，原因是：首先，关于乳腺癌的新闻报道不断，而且下一章正好要具体讨论这方面的问题；其次，可以在你头脑中巩固前面提出的观点——无论发生在身体的什么部位，名称是什么，癌症就是癌症。我同样也可以用前列腺癌、结肠癌或其他癌症来举例。记住，体内哪个部位的细胞被逼疯了并不重要，重要的是身体里确实有一部分细胞因为你的长期忽视和滥用被逼疯了。不管癌症发生在哪里，淋巴系统都会牵扯其中，而任何时候说起乳腺癌，都会提到淋巴系统，所以我认为乳腺癌是个很好的例子。

“癌症”只不过是一个词，我们可以随意附加任何意义。我们可以认为它是瘟疫一样的恐怖事件，也可以认为它的出现完全可以理解、可以避免。本书的目标就是，帮你明白如何彻底地控制自己的健康状况，你必须对癌症这个词有不同以往的认识。你不能认为它总有办法偷偷钻进你的身体，危害你的身心健康，而要相信它是日积月累的结果。当我们连续数年使用药物压制身体发出的警告信号时，疾病也从一个阶段不停地发展到下个阶段，直到最后身体再也无法保护细胞免遭侵害。

在身体某处找到一个肿块（其实是肿大的淋巴结），最能证明身体正在为清除毒素而奋斗。肿块之所以肿大，是由于身体把毒素封锁在里面，以防它们在体内流动而危害身体。

在身体某处找到一个肿块没什么可怕的，因为淋巴系统的性质决定了身体上经常会有许多肿块此消彼长，你甚至丝毫察觉不到，所以发现一两个也没必要惊慌失措。实际上，你应该感激身体拥有智慧和能力把毒素控制在淋巴结里，等待你采取适当的措施清空淋巴结，并将毒素排出体外，这也是 CARE 原则要达到的目标。

淋巴结总是充满又清空，循环往复，其频率取决于体内中毒素的多少和身体可用于排出毒素的能量多寡。这就是为什么致力于乳腺癌研究的苏珊 · 洛夫博士会说："如果发现一个肿块，你首先要做的是深呼吸一下，不要慌张。发现一个肿块当然更算不上什么紧急情况了，要知道，良性肿块与癌症的发生比例是 12 : 1。"

在我看来，让女性在极度恐惧中探查乳房以找出肿块简直就是犯罪。这不是让女性理解和感激自身正常的活动，而是让她们害怕这些活动。我们都对未知心存恐惧。然而，一旦你知道肿块是什么、为什么出现、消除它们有多简单，恐惧就会离你远去。当然，不仅对女性的乳房肿块来说是这样，对身体其他部位的肿块和淋巴腺肿大来说也一样。

在此用一个比喻来解释关于淋巴结和肿块的一些问题。假设有一个喷泉，水从中央泵上去，当水到达顶部时，就像瀑布一样倾泻而下，注入下面一层接一层的浅盘中。整个喷泉的形状就像一棵圣诞树，最高的浅盘较小，下面每一层的直径依次增大。当水注满了最上面的一层后，就会溢出来，落到下一层。当这一层注满后，水又会溢出来，落到再下面的一层，依次而下直到所有浅盘都被注满。溢出的水最后落入下面的水池中，又被水泵从喷泉的中央送上去。我曾经在宴会上见过这种装饰喷泉的迷你版，主人用它来供应潘趣酒，你只需把杯子放在有酒溢出来的那一层下面，就可以得到一杯酒。或许这个比喻太简单，但是由网状淋巴结组成的淋巴系统，其工作原理与喷泉的很相似，体内的废物代表水，淋巴结代表了水满则溢的浅盘。

请记住，废物（也就是毒素）不断产生和堆积，然后被淋巴系统收集运走，排出体外。作为人体防御系统的必要组成部分，淋巴结简直就是一个神奇的小型加工厂，它从流经自己的淋巴液中分离出细菌及其他外来物质，将其分裂和降解之后清除出体外。当体内废物的增长速度超过清除速度，淋巴结就会由于负担过重而肿大。一个淋巴结肿大到极限后，废物就会流向临近的下一个淋巴结。这些肿大的淋巴结常常被手术切除，尤其是医生从中发现癌细胞的时候。可是，切除淋巴结并没有从根本上解决问题。不断增长的毒素水平才是问题，而不是力图困住毒素的淋巴结。

让我们再看一下喷泉这个比喻。你的头脑中是否闪过这样的想法——移去上面一层注满水的浅盘就可以防止水流向其他浅盘。实际上，即便撤掉所有的浅盘，也一点都不妨碍水的流动。防止浅盘水满则溢的唯一办法是切断水流。同理，防止淋巴结肿大的唯一办法也不是切除它们，而是阻止废物产生。想象一下因为肿大就切除淋巴结的可怕后果吧：防御系统遭受严重破坏，毒素在“不设防”

的身体内自由流动，过早死亡将不可避免。你的身体就是生命的堡垒，淋巴结就是守卫堡垒的士兵，保护你免遭侵害，它执行的任务是不可或缺的，没有它你就会失去生命。

通往真相之路

从写作计划一开始，我就知道本章是整本书的关键章节。首先，本章解释了什么是体内的肿块，介绍了隐藏其后不可思议的淋巴系统，这些对于你理解 CARE 三原则如何帮助你预防疾病、获得健康活力至关重要；其次，淋巴系统的作用是预防疾病，而不是成为疾病的牺牲品。本章指出了权威专家不知为何忽视了如此意义重大的问题，这可不是小事一桩。

证据是：作为乳腺癌的常规治疗方案，女性胸部、体侧和手臂的淋巴结常常由于很小的病灶就被全部切除。我认识很多女性，医生说服她们切除腋下的淋巴结作为“安全措施”，这简直就像撤掉家里的警报系统作为防盗的安全措施一样令人费解。

有一天，我正在书桌前撰写本章时，接到了一位朋友的电话。我跟他讲了我的写作计划，他稍作沉吟，告诉我他曾经读过一本很棒的书——《解剖与生理》，他说这本书虽然是教科书，但写得很好，插图也很精美。他记得书中一些关于淋巴系统的叙述很有意思。

第二天我买到了那本书，马上坐下来阅读“淋巴器官与免疫”那一章。你看过紧张刺激的悬疑电影吗？主人公试图找到某个遗失或隐藏的证据来揭开谜团，他循着千头万绪，最后终于找到了唯一的证据。片中悬念丛生，情节一步步达到高潮，当主人公找到所需证据那一刹那，镜头拉近，出现他的面部特写，伴随着嘹亮的乐曲，这个历尽千辛万苦的人握紧拳头，当空一击，高喊："找到了！"我在那一章里读到一段关于淋巴系统的文字，让我感受到同样的欣喜，那时我竟然情不自禁地环顾四周寻找摄像机，满心期待嘹亮的乐曲响起。那一刻，如果听到史蒂文·斯皮尔伯格本人站在我身后喊"停机！收工！"，我也一点都不会感到惊奇。书中那短短的一段话胜过千言万语，起先我都不敢相信自己的眼睛，一遍又一遍地反复细读，好像我所有的艰辛努力都在其中的一句话里得到了回报，但是这句话却出现在我最意想不到的地方——医学教科书里。

那段话是这么写的：

> 癌细胞可以从产生肿瘤的地方通过淋巴系统传到身体其他部位。不过，当癌细胞进入淋巴系统时，一开始会被困在淋巴结里，这些淋巴结负责过滤淋巴液。施行癌症根治术时，恶性（含有癌细胞的）淋巴结常被切除，淋巴管被切断结扎，以防癌细胞扩散。

你或许会问，这些话有什么重要意义呢？我现在就把那句像小狗跳向牛排一样跳出页面引起我注意的话点出来，分析一下它的重大意义。

> 不过，当癌细胞进入淋巴系统时，一开始会被困在淋巴结里，这些淋巴结负责过滤淋巴液。

这句话证实了我一直在讲的观点。事实证明，常规医学也许对淋巴系统的功能有精湛的理解，但是他们并不了解淋巴系统的实际功能。自然疗法把人体看成富有活力的行动者，而常规医学却把人体看成被动的受害者。于是，我们经常听说癌细胞如何扩散，如何侵入淋巴结，因此淋巴结必须被切除。但是这本教科书说得很明白，癌细胞不是侵入淋巴结，而是被“困”在淋巴结里。

实际上，说癌细胞侵入淋巴结就好像说灰尘侵入吸尘器一样可笑。事实上，是淋巴结在对付癌细胞，而不是反过来。难怪医学界不知道，他们把事情的顺序完全搞颠倒了。这情形有点像从前人们相信地球在太空里恒定不动，太阳绕着地球旋转，只因为人们看见的是太阳在空中移动。当然，我们现在知道：太阳只是看起来在动，实际上却没有动。同理，癌细胞只是看起来在侵犯淋巴结，实际却不是这样。

癌细胞是被淋巴液带进淋巴结的，它们被困在那里。人体具有奇妙无比的智能，它“知道”自己在做什么，它进行的数万亿个行动和反应，没有一项是多余的，每项活动都有其明确的原因和目的。身体要做的事太多了，根本不会浪费时间去做一些对生存没有直接帮助的事。所以，可以确定无疑地说，身体既然把癌细胞困在淋巴结里，就肯定有这么做的理由。

淋巴结内含有巨噬细胞，“噬”就是吃的意思，这些细胞能吞噬和降解外来物质。癌细胞被困在淋巴结里是身体最后的防御反应。记住，癌症是疾病发展的第七阶段，也就是最后一个阶段。在疾病发展的前 6 个阶段，癌症可以通过改变生活方式加以预防，如果没有这么做，疾病就不可避免地从前一个阶段向后一个阶段发展，最终导致细胞被逼疯。在癌细胞脱离最初产生的地方，通过淋巴液向外扩散时，作为对抗癌细胞的最后努力，身体会把它们困在淋巴结里。

身体做出这种努力不可能有别的原因，因为身体永远都不会放弃战斗，无论情况多么严重。只要还活着，身体就会追求自身平衡，就好像无论怎么摆放水罐，罐里的水永远都会保持水平一样。身体无论在什么情况下都会不断纠正自身，寻求正常状态，保持平衡。即便由于人们对其长久的滥用和忽视造成细胞被逼疯，身体依然有能力为了自身的健康招集并武装最后的防线——那些能够捕获癌细胞并为身体提供保护的神奇的淋巴结。

可这些宝贵的淋巴结得到了什么待遇呢？它们被切除了！为什么？因为要完成它们的本职工作！

真是没有比这更愚昧的了！你会允许自己的膀胱因为存着尿液而被切除吗？你会允许自己的结肠因为存着粪便而被切除吗？你会允许自己的肺因为有二氧化碳而被切除吗？你想象得到比这更荒谬的建议吗？切除你身上一个重要器官只因为它在进行自己分内的工作？切除尽职的淋巴结就如同切除尽职的膀胱、结肠或肺一样荒谬透顶。

追溯历史，我们会对前辈无视人体的活力，经常采用放血的方式治疗病人感到万分惊奇、难以置信。但是，那时候，放血疗法作为一种常规疗法，被人们普遍接受，人们相信血流出来的时候病也随之流走。而现在，因为淋巴结正在履行它的使命、做着身体最急需的工作——防止癌细胞疯狂扩散——而把它们切除，这真让放血疗法相形见绌了。

请告诉我，当淋巴结被切除后，废物和癌细胞将去向何方？当然是去下一个淋巴结了。撤掉喷泉上面的几层浅盘不能阻挡水向下面的几层流淌，同样，切除一串淋巴结也不能阻止癌细胞向下一个淋巴结扩散。这就是为什么我们经常会被告知“癌症又复发了”或者“看来没全切干净”的原因。毫无疑问，如果控制不住体内废物及毒素的堆积和流动，就算是切除所有的淋巴结也无济于事。淋巴结肿大只是致病因素引起的症状，如果不消除病因，复发就不可避免。

1996年，我在《北美肿瘤外科临床杂志》上读到一篇文章，深受鼓舞。文章说：“越来越多的乳腺癌病例施行淋巴结切除手术，这只是出于历史传统，而不是必需的治疗手段。有些女性因此不必要地终生承受胳膊肿胀麻木、易感染的后果，因为医生在切除淋巴结时根本不分青红皂白……人们一度认为淋巴结里的癌细胞可以通过淋巴液扩散到其他组织器官中，后来经证实，淋巴结不会导致癌症扩散，它们只不过会告诉医生癌症是否已经扩散。”作者甚至还说：“即便对于一些攻击性很强的癌症，有可能的话也建议不要切除淋巴结。”作者认为，这样“可以使许多女性免受切除淋巴结带来的副作用”。我很高兴作者表示“人们应该有勇气对常规的淋巴结切除手术说不”。尽管这些信息令人欢欣鼓舞，但是人们离全面理解淋巴系统依然相差甚远。

当O. J. 辛普森被羁押候审时，医生从他腋下切了一个淋巴结送检，以确定他是否患有癌症，结果是否定的。负责检验的医生给那个肿大的淋巴结做出的诊断结论是“良性反应性淋巴细胞增生”，说得通俗一点，就是正常的白细胞出现不正常的增生，从而导致淋巴结肿大。

只要对淋巴结在保持身体清洁的淋巴系统中所起的作用略知一二，就不难理解这个病例。身体生成更多白细胞来对抗体内过多的毒素，淋巴结由于来不及排出毒素而肿大，这是身体的防御系统在起作用，就这么简单，但是媒体说还要“进一步研究才能确定导致淋巴结肿大的原因”。就如同把一个正在游泳池里挣扎的人拉出水来，还要“进一步研究”才能断定这个人为什么全身都湿透了一样可笑。

用毒药找回健康？

我对杰奎琳·肯尼迪·奥纳西斯的离世深感悲哀，这不是因为她是美国总统的遗孀，是一位勇敢、优雅、高贵的女人，而且在个人生活和公众生活中都历尽坎坷，而是因为在不了解人体基本需要而丧生的一长串令人心碎的受害者名单中又多了一位。历史会记下，杰奎琳·肯尼迪·奥纳西斯死于癌症。可以肯定，她体内的细胞已经被逼疯了。但我认为，加速她死亡的是对淋巴系统自身活力的无知。

自然疗法有一条简单而合乎逻辑的常识性原则——你无法用毒药找回健康。这一原则浅显易懂，或许有人会觉得这根本不用说。巧的是医学界也有一条原则，我前面提起过，还记得“有毒即有效”吗？如果你去书店，《如何用毒药找回健康》这样的书会引起你的兴趣并让你掏钱买下来吗？可能你身上的每个毛孔都会觉得这个提议令人反感吧？可是医学疗法断言，那些病得越重的人用药就应该越毒。

放疗和化疗都有毒副作用，在毒害和杀死癌细胞的同时也在毒死健康的细胞，而且，这些治疗本身就致癌。没错，治疗癌症的手段恰恰能导致癌症。20 世纪 80 年代早期，负责配制和发放抗癌药剂的医疗人员就接到警告说：与这些药品接触时要格外小心，因为接触致癌的危险性很高。美国癌症学会发表的一篇文章指出，“与抗癌药剂打交道的人员面临的危险在增加，这应该引起极大关注”。

那些接触药物的人应该得到关注，那么让这些药物直接注射进自己血管的病人该怎么办，不需要关注吗？即使对一个健康强壮的人施行强烈的化疗和放疗，这个人也会很快变得虚弱、没有活力而生病，对已经生病的人进行这样的治疗，又怎么能期望病人康复呢？如果能使健康的人生病，肯定会让病人病得更厉害，怎么可能有反作用呢？

当我从报上得知奥纳西斯夫人的癌症治疗方案时，心中充满悲哀和担忧。在她接受那些侵入性治疗期间，我对一个朋友说奥纳西斯夫人恐怕活不过本周了，结果她第二天就辞世了。

奥纳西斯夫人得的是淋巴癌，也就是淋巴系统里长了肿瘤，医生在一个或多个淋巴结里发现了癌细胞。毫无疑问，这些癌细胞是被困在淋巴结里的，表明她的身体正在竭尽所能与常年的毒素堆积作斗争。如果这些受影响的淋巴结长在乳房里，她可能会被告知得了乳腺癌。如果在淋巴结里发现癌细胞，就会被叫作淋巴癌（其中一大类被称为“非霍奇金氏淋巴瘤”）。其实，生了肿瘤的淋巴结如果出现在乳房里，同样可以叫作淋巴癌。

报纸详细报道了奥纳西斯夫人的病情和治疗方案，说她的癌症“攻击”了淋巴系统，“肿瘤出现在任何有淋巴结和淋巴管的地方”。1993 年 12 月，当她“在右边的腹股沟发现一个肿块”时，她敏锐地觉察到自己的身体出了问题。内科医生诊断为淋巴结肿大。几周后，她开始“咳嗽、颈部出现肿大的淋巴结、腹部开始疼痛”，她接受了检查，医生在她的“颈部和腋窝发现了肿大的淋巴结”。CAT 扫描（计算机 X 线轴向断层造影）显示“在胸部和腹部深处都发现了肿大的淋巴结”。

由于自然疗法医生认同身体的活力，知道淋巴系统的重要作用，对于他们来说，这些信号再明显不过了，它们提示奥纳西斯夫人需要为自己的身体排毒，而且必须尽快进行。

常规医学医生没有认识到癌细胞被困在淋巴结中是身体试图把它们同其他部位隔离开来以便处理，他们认为淋巴结是被癌细胞这个“匪徒”袭击的无助受害者。于是，他们对奥纳西斯夫人施行了猛烈的放疗和化疗，“前第一夫人”的命运已成定局。医生用大量药力强、毒性大的药物对她狂轰滥炸，这些药物消耗了她的体力，削弱了生命力。《纽约时报》称：“起初治疗颇见成效，但癌症又在脑部出现，并扩散至全身。”

为了应对颈部持续的疼痛，奥纳西斯夫人得吃更多的药；为了应对由于身体虚弱而感染的肺炎，她又得吃更多的药；化疗中使用的类固醇引起胃溃疡穿孔，于是在这场苦难中，她还做了胃穿孔缝合术……她的情况越来越差，于是要接受更多的放疗和化疗，这对她的身体来说是最后的打击，不过这次打击直接对准了她的大脑。癌细胞扩散到她的脊髓、肝脏，并迅速遍及全身，她变得神志不清、消瘦、打寒战、语速缓慢，虚弱得连走路都很困难。

在有毒药物如此密集的轰炸下，奥纳西斯夫人能坚持那么长时间，充分证明了她坚强的意志和求生的意愿。由于体内抗击淋巴癌的努力，她的身体已经变得很虚弱，再加上世上最毒的药物持续不停的攻击，她根本就没有丝毫活下去的机会。在明显已无任何康复希望时，《纽约时报》上出现这样的大标题：医生告诉奥纳西斯夫人他们已经无能为力。我早就说过会这样！

细胞起先是由于长期接触毒素——毒药——而变疯的，现在又用更多的毒药来摧毁这些细胞，真是令人啼笑皆非！只有用有益人体健康的物质，才能让人恢复失去的健康状态，才能保持已有的健康状态，用毒药是行不通的。

1963 年，我看到过同样的情况。那时我父亲才 57 岁，就被诊断出患有癌症，真是很糟糕，但最糟的是他接受放疗和化疗之后的情况。当时我只有 18 岁，还不具备现在的知识，显然无法对父亲的治疗方案提出任何意见。父亲的不幸是促使我终生从事保健工作的因素之一，我希望别人能够避开他那样的不幸。

奥纳西斯夫人去世后不几天，我在《纽约时报》上读到一篇文章，标题让我很生气：美国淋巴癌发病率上升，没人知道原因。文中有这样的话："没人确切知道原因""专家们深受困扰""医生所知甚少""原因不明"。我总是很奇怪，为什么只要医生不知道的事，他们就马上声称"没人知道"呢？这是违背事实的。

5 年后的 1999 年，一篇文章说：肺癌的发病率由于吸烟人数减少而降低。然而，其他癌症的情况却不乐观，"非霍奇金氏淋巴瘤的新发病例一年增长了 1.8%"。接下来这篇文章又老调重弹："没有人知道为什么。"我的朋友，我知道为什么，现在，你也知道了。

我非常幸运，有几个开明的医生朋友，虽然我没有受过正规的医学教育，但我仍然可以就常规医学的某些领域质疑他们的观念，促使他们坐下来反思，他们也并不认为这是对他们的冒犯。其中有一位朋友与我相识多年、交往密切，曾经问我准备用什么方法告诉人们如何预防细胞被逼疯。我说这种方法将着眼于理解淋巴系统，理解它如何工作，理解怎么做才能保持淋巴系统的清洁，预防肿瘤产生。我向他解释自然疗法关于淋巴系统如何运行的观点，然后坦率地问他："你们这些医学院的毕业生，上了 12 年学，却对淋巴系统在预防疾病方面的关键作用一无所知，这究竟是怎么回事？"他沉思片刻，回答道："我不知道为什么，学校就是没有讲过这个问题。我们学习淋巴系统的运行规律，却不学习它的实际作用。"就是这种可悲可叹的疏漏导致了那么多专家“不知道”如何防止细胞被逼疯。

亲爱的读者，我要告诉你的是：别担心！按照 CARE 原则去做，你就会知道如何对付疾病，因为只要理解并尊重淋巴系统的活动和需求，你自然就会采取适当的措施，杜绝导致癌症发生的一切可能性。

第六章

更新认知

对不起，先生，你是不是对乳腺癌不感兴趣，打算跳过这一章？如果我说的是前列腺癌，是否能够重新唤起你的兴趣？如果是这样，那你就接着读吧，这一章的确是关于前列腺癌的。我知道如果一再重复，可能会让你不耐烦地喊：“够了！”然而，新观念常常需要不断重复，我宁愿说得太多，也不愿说得不够。

再说一遍：前列腺癌和乳腺癌，只是一个发生在男人身上，一个主要发生在女人身上，除此之外，没有任何区别，它们是完全相同的现象，只是发生在不同的部位而已。如果你的小轿车没停在车库里，而是停在商场的停车场，它还是一辆小轿车，不是吗？你不会因为它没停在车库里，就叫它卡车或者公共汽车吧？

如果长时间受到相当程度的忽视，身体任何部位的细胞都可能被逼疯！当这一现象发生时，我们会给它起个名字，随便什么都行，可以叫它苹果酱，也可以叫别的什么，但是我们叫它癌症了。

就本书而言，癌症代表长期疏于采取适当措施来保持淋巴系统清洁，没能使其最大限度地发挥效能而导致的后果。如果尽量保持淋巴系统的清洁，就可以防止任何细胞被逼疯，同时还可以防止这一现象发生之前的长年疼痛、不适和疾病。

只是因为深入探讨一个具体的例子会更有意义，我才决定选用乳腺癌来分析说明。选择乳腺癌的首要原因是，在人们的印象中，乳腺癌总与淋巴结联系在一起，而淋巴系统是我们要重点讨论的问题。

其次，如果你询问在路上碰到的 10 个女人，她们最担心的健康问题是什么，可能这 10 个人都会毫不犹豫地说是乳腺癌。对此你不要感到惊讶，对大多数女人来说，乳腺癌是当今世界普遍存在的健康问题。正因为如此，它才会被称作“另一场流行病”。不过，假使你把所有死于乳腺癌和其他疾病的女性全算上，其总和也抵不过死于心血管疾病的人数，但是为什么女性最害怕乳腺癌呢？要明白这个问题并不难，只要把心血管疾病的治疗方法和治疗后果同乳腺癌的对比一下就知道了，二者之间的不同好比蚊虫叮咬对比灰熊撕咬。

幽灵乳腺癌

如果医生说你胆固醇过高、动脉内有太多脂肪斑块，这当然不是什么好消息，因为这意味着你患心脏病的危险性很高。听到这样的诊断结果你肯定会感到惊慌，但这种惊慌与听到“你得了癌症”

引发的恐惧相比，就是小巫见大巫了。毕竟，防止心脏病发作的方案很简单：减少脂肪和胆固醇的摄入量，少吃盐和油炸食品，少吸烟，少喝酒，平常有规律地进行适量有氧运动，基本上就是这些。可癌症的治疗却没这么简单。

癌症的治疗就像这种疾病本身一样充满痛苦，包括毁损身体的痛苦手术、能烧穿皮肤的放疗和比任何其他疗法都痛苦的化疗。如果说患上癌症等于造访地狱，与举着烧红的铁叉的恶鬼决斗，那么女性患上乳腺癌的情况还要更糟糕。患者不但要承受其他癌症所有的苦痛，还要加上切除一个或一对乳房的严峻考验。对有些女性来说，这是乳腺癌最令人难以承受的一面。

我们这里谈的可不是切除某个平常的器官，不是切除胆囊、脾脏、阑尾什么的。是的，这些手术也很痛苦，不管做什么手术都不免让人胆怯，但是经过休养生息，手术的伤口愈合后，生活仍然可以像从前一样继续。切除女人的乳房则牵扯一系列别的因素，生理的伤口愈合后，心理和情感上的伤痛却久久难以平息，因为切除乳房直接破坏了女人的自我形象。

事实上，在美国及世界上的很多地方，对女人的乳房都有一种迷恋，谁要是不知道这一点，那准是天外来客。以乳房为重要特征的女性姿态，古往今来一直被描摹、歌唱和吟诵。女人的乳房与其女性气质、性感程度、自我形象、自尊自信和美丽指数紧密相连。一些女性患者告诉我，她们担心失去乳房后丈夫会嫌弃她们，她们也感觉自己不再完整、不再有吸引力。我敢说，没有一个男人可以体会这种让女人惊慌失措的感觉。

为什么选乳腺癌

1979 年，与一名乳腺癌患者的接触改变了我的生活，这段经历使我下决心有朝一日一定要就乳腺癌写些什么。那时，我学习自然疗法已经 9 年了，离第一本书的出版还有 6 年时间，我像今天一样确信，人们只要对自然疗法的原则稍加了解，在生活中稍作改变，就可以让自己健康长寿，远离疼痛和疾病。

从 1971 年起，我亲眼见证数百人遵循我在一对一咨询中提出的自然疗法的简单原则获得了健康。我喜欢跟所有愿意倾听的人谈论健康，我对这一话题有无限热情。我欢迎人们提出质疑，很高兴可以借机向人们展示如何从最严重的疾病中康复，我热情洋溢的话语往往能促使人们按我的建议做出改变，我也由此得以见证为数众多的人战胜了严重的健康问题。无论那时还是现在，我都坚信：人体可以自我纠正、自我康复，只要没有遭受不可逆转的损伤，康复条件一旦成熟，身体就可以战胜一切病痛。

1979 年的一天，在接到一位女性的电话时，我的心态就是这样的。我同这位女性有过几次关于身体拥有奇妙自愈力的谈话，这些谈话一定令她印象深刻，要不然她就不会从医院里给我打电话了。可以听出来她很烦恼，由于惊恐不安，她声音颤抖，我勉强听明白了她的意思：乳腺 X 光片显示，她的乳房里有一个相当大的肿块，约有核桃那么大。

还有一个问题，打电话时，她的医生一直在旁边责备她，说她不该在这个时候给什么“营养师朋友”打电话咨询，这么做太愚蠢了，她应该马上预约时间切除乳房，否则就会有生命危险。

现在，试着在你脑海中想象一下这幅画面：她到医生那里去看片子，想知道有没有发现异常，医生让她看肿块，紧接着告诉她如果不实施乳房切除术，她就会死掉，吓得她魂飞魄散。

这位医生既没有做活检，也没有进一步检查，什么都没做，他甚至不知道有没有癌细胞存在。他没有说她“可能”会死，也没有说她体内有肿块“可能”是得了癌症，“可能”会死掉。他只是告诉她：“不做手术你就会死。”

于是，她说自己认识一位懂营养学的朋友，她想先给这位朋友打个电话，医生突然对她发怒道：“你的生命危在旦夕，怎么还做这么愚蠢的事情？这不是谈营养学的时候，而是做手术的时候。你最好照我说的去做，不要把事情搞砸了。”她给我打电话的时候，他一直站在旁边干扰她。相信我，这是真实的场景。最后，我对她说，如果她乳房里的肿块真像她描述得那么大，那它一定至少长了 10 年，甚至 15 年。无论她打算怎么办，都不在乎再多等 24 小时或 48 小时，回家想想，问问朋友，在没有医生指着她的鼻子叫嚷的情况下做出理智的决定。我建议她放下电话，告诉医生过一两天再打电话给他，然后径直到我办公室来，我可以告诉她另一种选择，一种她永远都别想从医生那里听到的选择。

一小时不到，她就坐在我的办公室里了。她看起来糟透了，脸色灰白，眼睛里充满恐惧。她的声音还是颤抖得厉害，一开始说话，就不由自主地哭起来。我猜想她是因为发现自己有可能得了癌症，可能得做手术或者化疗，或者两样都得做，吓坏了才哭的。实际上，令她不安的主要原因不是癌症及其治疗，而是对于挨刀的恐惧。注意，我说的可不是人人都会有的那种对手术的恐惧，对她来说，提到手术她会吓得动弹不得，做任何事都比接受手术要好些。

我向她介绍了我的研究领域，告诉她自然疗法对乳房肿块的看法与常规医学迥然不同，还向她解释了淋巴系统的功能（与乳房肿块有必然联系），并建议她采用自然疗法来消除肿块，只需四五个星期，她就可以清清楚楚地看出这么做有没有效果——肿块是大小不变，还是增大或缩小了。她宁愿做任何事也不愿意做手术，所以她愿意尝试任何与挨刀不沾边的办法。

我做的第一件事就是让她对自己的身体及其自愈力充满乐观。她的医生说她即将死去，这对于自愈来说可不是个好起点。我告诉她，成功取决于她对饮食进行控制，从而使淋巴系统可以自我纠正和自我康复。她保证自己非常自律，可以分毫不差地执行我的建议。

当她离开时，笑容满面，充满希望。我几乎每天向她提出建议，她都一一照办。不到 10 天，她就肯定自己的肿块缩小了一点，摸上去也不太疼了。三四周后，肿块从核桃大小变成了硬币那么大。又过了 4 周，肿块不见了！她又拍了个片子，肿块踪迹全无。

我的朋友当然高兴万分，就是拿枪逼着也不能让她停止微笑。对她来说，这犹如获得新生。她做的头一件事就是给医生打电话，告诉他这个好消息，并讨要一份原来那张 X 光片的副本，好让我可以对照两张片子，一张有肿块，一张没有。

恐怕大多数人都会想，她的医生听说病人不用做手术就消除了一个很大的乳房肿块，一定会迫不及待地想要了解她是如何完成这一创举的，以便与其他病人和同事一起分享其中的奥秘；你可能会想，他会广而告之这个好消息。实际上，我朋友的医生甚至不愿意接她的电话！他很生气自己的建议没被采纳。他的秘书告诉她，她最好换个医生，而且，她不能拿到原片的副本。

后来我与这位朋友失去了联络，几年之后才又见到她。她依然笑容满面，看上去棒极了。我给她做咨询的两个月里，她瘦了15千克，看得出她的体重仍然维持在那时的水平。更重要的是，她的乳房里再也没有出现过肿块。我的目标是教会人们如何自己维护健康状态，在这方面她反馈的信息简直太棒了，完全超出了我的期望。她说她不再对自己的身体感到陌生，不再觉得身体的运转不受她的掌控；相反，她觉得自己完全可以对身体做主，完全能够控制自己的健康状况。每当她对体重增加感到不满或感觉不舒服时，她明确地知道该怎么做来改善状况。她大大地感谢了我一番，却没有意识到她说的话对我而言同样意义重大。

另一个朋友在我们认识以前患上了乳腺癌，治疗癌症完全毁掉了她的生活。当时，她右边的乳房里检查出一个小肿块，并且确实有癌细胞存在。起初她只想切除肿瘤，保留完整的乳房，但是医生说如果不切除乳房，她就有可能死掉。等她同意后，医生又建议在切除右边乳房的同时把左边的一起切掉，理由是如果癌症发生在一侧乳房里，那么很可能也会出现在另一侧。“为什么要再受一次折磨呢？一下子切除两侧乳腺，你就不用再担心乳腺癌了。作为预防措施，手术时我们还将切除胸部和手臂所有的淋巴结。”

她一一照办了，一共做了7次手术，包括一侧乳房的切除术。

由于没有保险，每次手术都要自己掏腰包，她一下子变得一无所有，不仅身上布满难看的疤痕，还破产了，这都是因为那个豌豆粒大的小肿块！

你可能在想："唉，癌症就是癌症，不论大小，都必须及时处理。"当然要处理，但是应该用更正常、更合理的方式，而不是用过分的全面出击的方式，不幸的是，这种方式还成了常规的医疗手段。读完这本书你就会明白，无论在乳房里发现的肿块像核桃还是豌豆大小，都没理由先让身体变得残缺不全，再用已知的最可怕、最有害的治疗方式——放疗和化疗——狂轰滥炸一番。考虑到医学界那些一线诊疗专家们承认自己甚至不了解乳腺癌为何物，你更不能这么办了。他们不知道乳腺癌的成因，不知道如何治疗，更不知道如何预防。为了弥补这种全然的无知，他们对癌症发起过度攻击，天真地期望这些攻击能够驱除癌症病魔，又不会杀死病人。殊不知，这种极具攻击性的治疗，无异于因为城里藏着一个罪犯就摧毁整座城市。

这两个人的经历让我禁不住想知道，还有多少女性被迫怀着恐惧接受不必要的手术治疗，还有多少女性由于她们的医生只知道一种做法——手术、放疗和化疗，而致使她们的生活四分五裂。此后的 15 年里，我开始全力收集一切有关乳腺癌的资料，现在呈现在这里的，就是我了解到的结果。

毫无疑问，所有的女性都千方百计地避免患上乳腺癌，避免接受治疗，避免治疗产生的后果。要想如愿以偿，方法只有一个：预防。如果知道如何预防乳腺癌，每个女人肯定都会全力以赴去做，这是不言而喻的。但是，到目前为止，这方面的信息还无处可寻。由于问题被弄得相当复杂，她们只好依赖那些在这一领域被称为“专家”的人给出建议，但是“专家”所说的只是事情的一个方面，另一方面却完全没有披露。他们只告诉你癌症是致命的，癌症无孔不入，并给你看逐日统计的可怕数据，你就害怕了。但人们可不是为了害怕自己的身体才来到这个世界上的，这完全是不自然、不必要的状态，是可以改变的。你或许知道这句古训：“不改变，就不会有变化。”充满活力的健康目标是可以实现的，改变就是实现这一目标的关键。

改变现状，有益健康

变化真是一种有趣的现象。一方面，我们都渴望变化，我们需要它、珍视它、呼唤它。如果没有电、没有飞机、没有电话、没有电脑、没有电视和汽车，这个世界将是不可想象的。没有定期出现的重大变化，生活就会变得枯燥无味，难以忍受。另一方面，预示我们渴望的变化即将出现的新观念，往往会遭遇重重阻力。最令我们意想不到的是，这种现象在科技领域尤为突出。历史写满了无数事例，可以证明这种极具讽刺意味的怪事：

- 从伽利略因为指出宇宙的中心是太阳而不是地球被污蔑中伤，到匈牙利的伊格纳兹·塞姆尔维斯医生由于建议医生术前洗手而被逐出医学界。

● 从医学专家警告一周沐浴超过一次对身体有害，到建议病人待在牲口棚里呼吸动物粪便的难闻气味来辅助治疗肺结核。

● 从拒绝给发烧病人喝水，认为这样做对病人有害，到认为新鲜空气对卧床不起的病人有害。

● 从警告生鲜食物有害健康，强调只应吃煮透的食物，到认为香蕉是一种效力极强的药物，建议只应该通过处方获得。

● 还有这一切的鼻祖——对病人施行放血疗法以帮助其康复。

以上所有这些“得到证实和认可的方法”最终都被扔进了历史的垃圾堆，但在那之前，颠覆它们的新观念出现时都遭到了顽固甚至十分激烈的抵制。考虑一下这个事实，98% 以上的旧有观念都被新兴观念所代替，你就会明白：抵制新观念既愚蠢又徒劳。

今天用来对待那些乳腺出现肿块的女性的野蛮做法，大部分也有必要扔进历史的垃圾堆里。可以肯定，这种变化也会遇到阻力，但是没关系，因为变化是不可避免的。在过去的 100 年里，与乳腺癌有关的唯一变化就是问题越来越严重了，很显然，这种状况在大声呼唤新的变化。要把女性从这场所谓的“流行病”中解救出来，唯一有效的办法就是把关注的重点从早期发现和早期治疗转到预防上来。

数百万女性生活在恐惧之中，数着日子等待末日的到来。她们害怕自己的身体，害怕有朝一日身体会背叛自己；她们害怕癌症，害怕乳腺 X 光片，对片子即将展示的结果感到恐惧。我认识的一些女性，在预约拍乳腺X光片前一两个星期就紧张得要崩溃，拍完片子等待结果的那几天，为避免被恐惧压垮，她们愿意做任何事情。如果结果是阴性，她们会长出一口气，好像接到了死缓通知书一样。但是，恐惧还留在她们的大脑深处，慢慢累积，直到下一个循环开始，或者直到一个乳腺肿块出现（但愿这种事不会发生）。这简直不算活着，这种情况必须改变，也是可以改变的，如果我能够参与其中，就一定可以改变这种情况。

女性被迫承受不必要的担忧、焦虑、恐惧和痛苦，她们之所以会这样，唯一的原因就是不了解乳腺肿块的真实情况，不知道可以采取哪些预防措施，也不知道在肿块出现后，有哪些快速治疗措施。女性们被驱赶到极度恐惧的地步，以至于单单说出“乳腺癌”这个诊断结果就会让她们魂飞魄散，导致她们不可避免地草率决定“挨上不必要的一刀”。这种恐惧如此强烈，以至于越来越多的女性在没有发现任何癌症迹象，甚至根本没有发现肿块的情况下，就把两个乳房都切除了。

除了手术、化疗和放疗，女性还有别的选择，可是却没有人告诉她们。如果一位女性知道了所有选择之后，仍然决定接受传统的治疗方案，那也无可厚非，至少她曾有机会考虑别的选择。但是如果根本没有机会知道别的选择，就迫于压力和恐惧把手术当成唯一可行的方案，就不能不让人愤愤不平，觉得完全不能接受了。要是乳腺癌的发病率和死亡率有所降低也还说得过去，但是情况恰恰相反，五十多年来这两个数字一直在不断攀升。看看这一事实，再看看那些不知道乳腺癌病因的权威，更不用说那些痛苦的治疗方法了，我认为，另外一种方案，一种与现行的一败涂地的做法完全不同的方案，一定会得到人们全身心的接纳。

女性可以采取简便易行的方法来大大降低她们患上乳腺癌的概率。同样重要的是，她们可以采取一些措施来消除已经产生的肿块，而且无需做手术，这些措施在短时间内就可以见效，必要时仍然来得及进行其他治疗。但是你应该知道，身体的第一道防线就可以把问题消灭在萌芽状态，这样根本无需手术、放疗和化疗。你一出生，就拥有逻辑思维和本能反应来帮助你、指引你，你完全有能力分辨什么对自己最有益，而不是被别人牵着鼻子走。

我要告诉你：乳腺癌并不一定会成为现在这样的杀手；死于这种疾病的女性可以大大地减少；绝大部分手术，包括乳房切除术，都可以弃之不用；乳腺癌患者的人数可以大量减少；你可以采取措施保护自己，防止肿块出现，万一肿块出现，你仍然可以防止它们转化成癌症；你可以过一种没有恐惧的生活，不用担心自己会成为乳腺癌的受害者。

我说乳腺癌（或前列腺癌、结肠癌等）比我们印象中认定的要简单得多、容易预防得多，可能有人不同意我这种说法，会对我的可信度提出质疑：这人是谁？有什么资格说这些？他在哪里学习过？有什么证据？

我不是医生，这对我来说是件很幸运的事，对你来说也是，因为这样一来我才有机会研究预防而不是事后治疗。虽然我没有在正规、传统的地方学习过，但这并不代表我没有努力学习。我遵循马克·吐温的教导：“永远不要让学校妨碍你受教育。”我从来不觉得需要一纸文凭来证明自己，我只想学习一切可以学习的知识和方法，然后通过实践来证实。在我看来，正规、传统的“书本学习”和在实践中观察学习同样重要，对于后者，我有近 40 年的经验。

实际上，我学过什么没学过什么并不重要，唯一重要的是本书介绍的知识能否帮助你预防疾病，获得健康活力，这些知识真的有效吗？正是为了解答这个疑问，我才不仅要告诉你我自身的经验，也要告诉你医生应用这些原则治疗了数千个病例后积累的临床经验。

然而，说到底，有效还是无效，你用过才会知道。即使世界上所有专家都赞赏一种方案或疗法，这种方法也不一定真有效；即使他们都嘲笑一种方案或疗法，这种方法也可能对某些人来说功效非凡。类似的事情天天都在发生。如果一种方法不会给你带来任何危险，尝试之后还可能发现它就是天赐良方，你为什么不试一试呢？

预防与早期发现

我写本书的目的是给你力量，给你自由，让你可以为自己的健康做主，从而能够充满自信地生活，不用担心自己会成为医学统计数据的一分子。你可以把担忧和恐惧抛在一边，让它们成为“明日黄花”。我这么说可不是为了引人注意，或者给你虚幻的希望，而是希望你知道：你确实可以预防疾病！

我希望你清楚一件事：如果你问到的人不知道答案，并不代表没有答案，也不代表没人知道答案。答案不仅存在，而且世界各地有相当一部分人已经为自己找到了答案。这不是一个封闭的俱乐部，你随时可以加入他们的行列。阻碍你过上远离疾病的生活，阻碍你消除对疾病的担忧，唯一的原因就是缺乏信息，我真诚地希望本书可以改变这种状况。

每个人都告诉你抗击乳腺癌的关键在于早期发现。胡说八道！预防才是抗击乳腺癌及其他任何癌症的关键。早期发现是失败又悲观的观点，如果你相信这种观点，认为早期发现是抗击癌症最重要的方面，那就是承认自己只能无所作为地等待癌症发生，然后寄希望于最小的手术和最少量的化疗或放疗来挽救你的生命。从一开始就防止问题产生，也就没什么可“发现”的了，这就是为什么本书是一本以预防为主的书。你对待自己的身体，应该用尊敬和热爱取代恐惧，最为关键的是，你应该对人体保障自身健康的奇妙能力有全新的认识。

另一场流行病

解决问题最重要的一步就是先要弄清问题出在哪里。基于这一考虑，我觉得应该简要回顾一下乳腺癌研究和治疗的现状。女性都习惯向专家寻求答案和指导，如果得知专家对于乳腺癌也一样茫然，恐怕会有当头浇了一盆冷水的感觉。专家们当然想了解这种疾病，也一直在努力，但他们确实还无力提供你急需的答案。当然，专家不会公开承认这一点，因为这会造成大范围的恐慌。但是，事实就是事实，我的话绝对真实可信，而且很容易证明，你马上就能看到证据。

最令人不安的是在过去的70多年里，乳腺癌的问题毫无改善，而且情况越来越严重。不只美国如此，在其他国家，无论穷国富国，无论是工业国还是农业国，乳腺癌的发病率都在上升。乳腺癌是女性身上最常见的癌症。在美国，每年大约有18.5万女性被诊断出乳腺癌，其中大约4.6万人死亡（注意：前列腺癌的死亡数据几乎与此相同）。这意味着，无论白天还是晚上，每12分钟，就有一名女性因乳腺癌死去。从癌症的总体死亡率来说，各种癌症平均一分钟就夺去一个人的生命。

在美国广播公司的《夜线》节目里，有人问美国女性健康网的项目总监辛迪·皮尔逊“这个国家是不是正流行乳腺癌”，她回答说：“如果在过去的40年里，某种疾病的发病率逐年增加，却原因不明，也没有行之有效的治疗方案，你能管它叫什么呢？我认为我们别无选择，只能叫它流行病了。”

癌症纪实

你会发现，本书中的许多论据都来自普通的渠道。我并非从不引用科学期刊上的资料，但是坦率地说，大多数人并不读这些期刊，因为其中充满晦涩的科学术语。我更愿意使用你最熟悉的渠道搜集资料：电视、广播、报纸和杂志。另外，说起发表在学术期刊上的科学论文，大家都知道，任何假设都可以“科学地加以证明”，这取决于谁资助这项研究，以及资助者需要什么结果，有时甚至可以“证明”两个完全相反的假设都是正确的。

科学地证明一个问题的正反两面都正确的典型例子出现在《新英格兰医学杂志》上，这是医学期刊中备受尊崇的最权威者之一。有一次，它在同一期上刊登了两篇研究女性心脏病的文章：一篇文章“证明”，增加更年期女性的雌性激素可以极大程度地保护她们免于心脏病；另一篇文章同样论据充分地“证明”，增加更年期女性的雌性激素能够极大程度地增加她们罹患心脏病的风险。请注意，这两篇相互矛盾的文章就发表在同一期上。

你会多长时间坐下来看一次科学或学术期刊呢？可能从来不看。普通人会每周阅读几次报纸和大众杂志，却从来不看科学期刊。我觉得自己有义务指出，在你读文章、收听和收看节目时可能没有注意的东西。因为，当你阅读一篇关于癌症的文章时，可能会受到蒙蔽，相信科学界在抗癌方面已进行了很多研究，取得了很大进展，可实际上并不是那么回事。

我常常会从报上读到充斥着下面各种说法的文章：“一件事有可能发生或很可能发生”“情况或许是这样”“希望结果会怎样”“一种研究方法很有希望”“进一步研究的前景使研究人员深受鼓舞”“答案就要浮出水面”，等等。在所有这些充满希望的话语背后，也许只隐藏着一两句揭示事件真相的话。问题是，大多数人往往不会注意到，这一两句话没有突出强调，也没有着力渲染，就淹没在那些不着边际的描述中，人们未经训练的眼睛根本无法找出这些深藏不露的珠宝。然而，只有这几句话才真实准确地反映了实际情况，仔细加以研究，事实就会浮出水面。这种捉迷藏游戏我玩了近 40 年，有价值的那几句话对我来说就像快速闪烁的霓虹灯一样耀眼。

专家们很困惑

为了说明专家对癌症有多么困惑，我摘录了一些他们的言论。这些揭示真相的人都有很高的地位、能够了解抗癌斗争的实际情况。虽然下面的例子都是关于乳腺癌的，但其实完全可以换成其他任何一种癌症，同样能够阐明我的观点。记住，所有癌症都被极大地误解了。下面援引的任何一句话无疑可以指代其他癌症，比如前列腺癌。

> 关于乳腺癌，有两件事我们不了解，一是它的成因，二是对抗它的有效药物。
>
> ——南希 · 布林克尔
>
> 美国总统专门小组乳腺癌特别委员会负责人

> 没人知道什么会导致乳腺癌，没人知道如何预防乳腺癌，也没人知道如何治好乳腺癌。
>
> ——琳达 · 埃勒比
>
> 美国广播公司乳腺癌特别节目的解说词

我们不知道乳腺癌的成因……没办法预防它。

——简·波利

美国公共电视网乳腺癌特别节目的解说词

没人知道如何预防乳腺癌，其死亡率数十年来一直没有下降。研究人员称，发病率一直居高不下令人沮丧。

——《纽约时报》

问题很多，答案却只有一个：我们不知道。乳腺癌从来没有得到这么多相互矛盾的建议，而明确的解决方案却极少。

——科基·罗伯茨

美国广播公司《夜线》节目

所有国家，无论穷国还是富国，无论农业国还是工业国，乳腺癌的发病率都在上升。没人知道是什么原因导致了这种增长。

——《科学新闻》杂志

乳腺癌患者不断增加的原因不明。我们对于其成因略知一二，但是我们不了解全部的真相，也不知道如何抑制乳腺癌的发展、如何从中康复。

——辛迪·皮尔逊

美国女性健康网项目总监

我们真的不知道乳腺癌的病因，我们甚至没有一点线索。

——苏珊·洛夫博士

乳腺外科医生、《苏珊·洛夫博士乳房圣经》作者

加州大学洛杉矶分校乳腺中心主任

女人对乳腺癌非常恐惧，她们不知道怎么预防这种疾病。

——玛丽安·纳波利

纽约医疗消费者中心副主任

如果我们知道如何预防乳腺癌，我们早就那么做了，可是我们并不知道。

——约翰·拉兹罗

医学博士、美国癌症学会研究部副部长

我们不了解这种病的发展过程。我们不知道是否有必要治疗，也不知道治疗有没有效果。

——吉尔伯特·韦尔什博士

美国退伍军人事务部高级助理研究员

我倾向于预防，可是目前的情况令人沮丧。如果我们知道乳腺癌的成因，就可以找到预防之道，但是我们还不知道。

——珍妮特·奥苏什博士

美国密歇根州立大学乳腺癌专家

科学家们对乳腺癌的成因知之甚少，虽然他们可以发现和治疗乳腺癌，但是他们并不知道如何预防。

——罗伯特·巴泽尔

美国全国广播公司新闻频道科学新闻记者

从以上引用的说法中，你是否抓住了最重要的信息？你是否注意到，每个“专家”都断言“我们不知道”或者“没人知道”？可以肯定的是，他们并不乐意承认这一点，但是他们别无选择，因为有太多证据可以证明他们所言非虚。你要严肃对待以上的评论，这很重要，因为只有这样，你才会行动起来，采取必要的行动保护自己。我明白，很多人在得知专家们目前对乳腺癌的了解如此之少，报道的研究进展只不过是研究人员估计或期望的结果时，会非常震惊。可是，他们总得告诉你些什么。试想，如果你向癌症专家提出一个与乳腺癌有关的问题，他们能做的就是摊开手、耸耸肩，说“对不起，我们不知道”，你会有什么反应呢？不，他们不能那么做，他们能做的是把他们认为可能的答案告诉你，所以你得到的只是猜想和推测，并非实际情况。然而久而久之，人们就慢慢把可能的情况当成了实际情况，自欺欺人地感到心满意足了。

现在让我们看一下专家正在思考的3个重要问题：

1. 他们不知道成因。毫无疑问，能够导致乳腺癌的危险因素确实存在，但是有哪些呢？你可能对最常提到的几种很熟悉：雌激素、月经过早、绝经过迟、怀孕过晚、从未怀孕、避孕药、遗传和环境（还包含许多其他因素，如杀虫剂、其他化学产品及饮食等）。记住，这些只是猜测而已，没有一个确定是致癌因素。它们可能都起作用，也可能都不起作用；它们可能是影响因素，也可能什么都不是。在一个面向美国全国的广播节目里，简·波利说：“大多数患上乳腺癌的女性不属于高危人群，因此根本无法预测谁会得这个病。”乳腺外科医生、作家苏珊·洛夫说：“80% 诊断出乳腺癌的女性除了是女人外，没有任何别的危险因素。”人们据此可以推断出，唯一确定无疑导致乳腺癌的危险因素是身为女人。

有趣的是，多数女性似乎觉得最大的危险因素是家庭成员中有乳腺癌患者。而同样有趣的是，只有 5% 的乳腺癌病例与家族病史有关，这个数字更多意味着巧合或平均概率，而不是主要危险因素。

另外，最近有一项研究发现，女性移居到新的国家后，死于乳腺癌的风险就会升高或降低以趋向当地的乳腺癌死亡率，这意味着环境因素（比如饮食）对乳腺癌的影响大于家族病史。但是，这又与认为女性罹患乳腺癌的概率在进入青春期或成年早期时就已经确定的现行观点相矛盾。美国西雅图华盛顿大学公共卫生学院的流行病学教授诺埃尔·韦斯博士说：“这项研究的重要性在于，它证实了我们认为罹患乳腺癌的风险并非与生俱来的观点。”

2. 他们不知道治疗方法。尽管大部分研究经费被用在寻找治疗方法上，但还是没有找到一种应对乳腺癌或其他任何一种癌症的魔弹[①]，能够立即见效，令疾病消失不见。不过，我们仍会听到关于乳腺癌患者“治愈率”这样的说法。如果一位患有乳腺癌的女性从开始接受治疗算起，5 年后仍然活着，她就有幸归入“治愈者”之列

①“魔弹论”是一种传播理论，这里喻指能迅速缓解病情的良方。——编者注

了。这种提法极大地歪曲了“治愈”一词的含义，多活5年根本算不上治愈，特别是考虑到下面的事实：在确诊为乳腺癌之后20年内死亡的患者中，88%的死因是乳腺癌，换言之，仍有88%的女性死于这种已被“治愈”的疾病。

5年存活率的统计数据完全是武断的，就像在沙滩上画的线一样经不起考验，只能说明病人在确诊后设法活了5年，这根本不能算是治愈。每次听到5年存活率的说法，都让我想起以前看过的一部电影，片中部落里的战士对抓住的俘虏施行“夹道击打”，即男人们站成两列，对中间跑过的俘虏拳打脚踢加棒击。如果哪个俘虏能够坚持到终点，就可以活下去。有些人的确做到了，虽然落下了终生残疾，但我猜想这总比被杀死要好。确诊患有乳腺癌的女性不仅要应对疾病的蔓延，还要承受非常可怕的治疗。一旦她们接受了手术、放疗和化疗（美国旧金山乳腺癌基金会的常务董事安德烈娅·马丁称它们为癌症治疗的老三篇：刀割、火烧和毒攻），就要为此付出代价，5年之后，她们很可能形体被毁、秀发落尽、心理崩溃、感情破裂、疼痛不断，还要依赖药物止痛。如此“治愈”，我实在无法同意。

3.他们不知道预防之道。在3个问题当中，这是最能说明情况的一个。如果阻止乳腺癌的方法已经存在，乳腺癌的发病情况就不会一年比一年严重。具有讽刺意味的是，预防无疑是解决乳腺癌问题最关键的环节，却一点都不受重视。当然，科学界在预防这个话题上费了大量口舌，但是仅此而已，每年高达数十亿美元的绝大部分研究经费，却用在了事后治疗上，比如乳腺癌的早期发现和早期治疗。

位于马里兰州贝塞斯达的美国国家癌症研究所每年从美国政府得到约 18 亿美元研究经费，其中只有微不足道的 5% 用于研究癌症的预防，而这 5% 中的 5%（总数的 0.25%）被用于研究乳腺癌的预防。为什么用于预防乳腺癌的研究经费这么少呢？预防是结束或至少是减轻乳腺癌痛苦的关键，这一点谁都没有异议，可为什么实际得到的关注这么少呢？这个问题令人困惑，答案也不那么让人愉快，至少部分答案是我们不愿听到的，那就是大部分原因与金钱有关。我知道，这种说法听起来有些愤世嫉俗和无情无义，但是教人们通过改变生活方式来预防疾病显然没有寻找治疗方法和贩卖药品赚钱多。

我知道听到这些会使你很不安，但是否认钱在其中起作用是愚蠢的。我不是说有人会坐在一起这样说："去他的预防，没钱可赚，我们还是盯紧赚钱多的事吧。"这是不可能的。但是，当我们谈起美国保健业创造的巨额利润时，我们就是在谈论现有最大的赚钱机器。

多数人认为美国的国防开支超过其他任何支出。美国确实在国防方面投入了巨额资金：一年约 3000 亿美元（2009 年已超过 6000 亿美元）。可是，这个数字还是比不上投在保健方面的资金——令人难以置信的每年一万亿美元！如果癌症可以预防，谁的损失最大呢？就是与癌症有关的企业和机构。仔细看看塞缪尔·爱泼斯坦博士的话，他是芝加哥大学医学中心公共卫生学院的职业与环境医学教授，他说："美国国家癌症研究所、美国癌症学会及其下属的医药公司等与癌症有关的企业和机构，都对预防癌症的问题漠不关心或是怀有敌意。”对于为什么医药公司或其他相关机构会对预防癌症“怀有敌意”，你能想出任何合理的原因吗？不能吧，我也不能。

早期发现的陷阱

承认、证实并接受了自己没有掌握乳腺癌的成因、治疗和预防手段这一事实后，专家们发现自己的处境着实尴尬，因为他们不能总是一脸困惑地说“我不知道该怎么说”，他们必须给我们一个说法。于是，他们把自己全部的希望，也把你全部的希望，寄托在所谓的“早期发现”上。因为没有别的去处，所以他们把全部精力都投向了早期发现。

当初，作为克林顿总统全民保健计划的一部分，美国政府要求专家们制订计划以应对不断增长的乳腺癌发病率和死亡率。美国国家卫生研究院在首都华盛顿举办了一次乳腺癌研讨会，卫生和公共服务部部长唐娜·沙拉拉在开幕式上说：“这项计划必须解决的问题是，找出乳腺癌发病率稳定增长的原因，以及必须采取哪些措施才能及早发现乳腺癌。”谈到乳腺癌和女性的选择，美国广播公司新闻频道医学总监蒂莫西·约翰逊博士说：“女性现在唯一能做的就是通过自我检查、医生检查和乳腺摄影早期发现乳腺癌。”（请注意“唯一”这个字眼）一位女性曾问苏珊·洛夫博士，怎样做才能减少罹患乳腺癌的风险，洛夫博士说："在应对乳腺癌方面，目前我们唯一的希望是早期发现，也就是去做乳腺摄影。"

唯一的希望？早期发现不仅不是你唯一的希望，而且几乎算不上什么希望。如果把早期发现当成唯一的希望，就等于放弃，等于承认失败。早期发现意味着你已经患上癌症！别上这个当！

我读过许多支持乳腺癌患者的团体的大量宣传资料。这些团体力图提高公众和负责给乳腺癌研究拨款的机构对乳腺癌严重性的认识。几乎所有的宣传资料都有一个共同的主题，就是号召女性准备战斗，希望女性能大声疾呼，奋起反抗，对现状表示愤怒，要求有关方面采取行动。这真是个好主意！如果说什么事真正值得你愤怒，就是依赖早期发现来对付乳腺癌这件事，因为这意味着你只能坐等乳腺癌发生，然后寄希望于在它害死你之前尽早发现它，一点都没错，这就是他们所谓的"唯一希望"。该说的都说了，该做的都做了，他们夸夸其谈、做足了姿态，投入了数十亿美金，做了不少研究，可是世界上技术最先进的医疗系统能告诉你的，实际上……等于零！你最后的一丝希望、最后的庇护手段，就落在效率和准确性与抛硬币的概率相差无几的一个检查上，这就是——乳腺摄影。

乳腺摄影：你唯一的希望？

与乳腺癌有关的所有注意力都被引到了乳腺摄影上。为什么呢？因为专家们别无选择，只有围绕乳腺摄影制造一种喧闹的景象，才会让人们觉得他们已经对乳腺癌采取了行动，于是有了《纽约时报》所说的“医学史上最激烈的争论”。该报的一篇文章描写围绕乳腺摄影的指导原则展开的争论，是专家之间“猛烈的、充满激情的”辩论。那么成为报纸大标题的这场争论到底为了什么呢？一个问题：50 岁以下的女性是否应该定期拍乳腺 X 光片？

许多研究表明，如果 50 岁以上的女性每年一次或两年一次拍摄乳腺 X 光片，死于乳腺癌的概率就会减少 1/3，但是没有类似的研究可以证明这一原则对 40 多岁的女性同样适用。关于这一问题的争论从 20 世纪 70 年代开始时断时续。实际上，只有美国一个国家推荐 40 多岁的女性拍摄乳腺 X 光片。“由 8 个国家组成的欧洲乳腺癌组织持反对态度，因为没有证据显示这样做有益。”美国“专家们”的意见也有分歧，反对派认为没有证据支持 40 多岁的女性需要拍摄乳腺 X 光片，而且年轻女性的乳腺组织比 50 岁以上的老年女性要结实得多，因此误诊率会增加，从而导致不必要的治疗。

苏珊娜·弗莱彻博士（美国《内科学年鉴》的编者之一）和她的丈夫罗伯特·弗莱彻在书中写道：“在医学科学领域历经多次尝试仍不能提供证据的情况下，医学科学家和医生们就大张旗鼓地宣传这种造影术，这并不是在为女性办好事。”赞成派也承认没有可靠的科学研究证实 40 多岁的女性需要进行乳腺摄影，但是他们认为：也没有任何研究可以证明这样做没有帮助。

就这样，辩论愈演愈烈。有趣的是，在其他保健工作中，世界各地的医学专家都坚持认为，实施任何检查之前都必须有可靠的科学研究数据作为依据。为什么这里要例外呢？如果你仔细想想，就会发现在有关女性健康的问题上，常规医学界总是会降低标准、草率行事，这件事不过是又一例证而已。怂恿 50 岁以下的女性也去拍摄乳腺 X 光片，还有一个谁都不愿相信却难以忽视的因素——金钱！

我读到霍华德·奥兹尔博士的一条评论，与我前面提到的观点完全一致：在谈论一个产值几万亿美元的行业时，必须考虑金钱的驱动作用。奥兹尔博士是美国北卡罗来纳大学医学院的肿瘤内科主任，有人就 40 多岁的女性是否需要乳腺摄影的争论采访他时，他谈了几点想法，其中有“乳腺摄影生意近来很赚钱，年轻女性是最好的顾客”这样的话。根本不用多加渲染，他说得比我更清楚。

最糟糕的是，这些争议还像烟幕弹一样掩盖了更重要的问题。在公众面前关于利用乳腺摄影以早期发现癌症的持续争论，使得女性只注意这个问题，而忽视了更重要的问题——预防！不要让事实从你头脑中溜走，要记住，利用乳腺摄影早期发现癌症只代表一件事：就是你的乳房里已经出现了恶性肿瘤。不要忘记，我们的目标不是在乳房里找到肿瘤，而是从一开始就避免肿瘤形成。

实际上，如果乳腺摄影能够准确可靠地反映问题，我也就无话可说，但令人不安兼具讽刺意味的是：一方面，专家们再清楚不过地告诉你没办法预防和治疗乳腺癌，你只能把全部的注意力集中在早期发现上，定期去做乳腺摄影检查，这是你最后的希望，你只有信任它。另一方面，有关乳腺摄影的记录却并不可靠，让你无法信任。在全部乳腺癌患者中，采用乳腺摄影而没有检查出来的患者人数占 20%，而在 50 岁以下的患者中，没有检查出来的人数比例高达 40%。这还是在各个检查环节都严谨高效的情况下才出现的结果，也就是在最好的情况下出现的结果。

本该治疗的不予治疗，不该治疗的强加治疗，这样的事例不胜枚举，下面是几个例子：

● 美国广播公司的电视节目《黄金时间现场》讲述一位女性由于乳房疼痛拍了乳腺 X 光片，结果“一切正常”。但是不到 8 个月，没被发现的肿瘤就已经长大并扩散了，结果她不得不切除乳房。

● 另一档美国广播公司的电视节目《早安美国》讲述了一位女性的悲惨经历。她被告知患有癌症，这个诊断是一位有 30 年经验的病理学家对她进行乳腺活组织检查得出的结论。这位女性切除了两个乳房，后来却发现根本没得癌症。

● 1994 年 4 月，美国佛罗里达州的一位女性由于误诊患上癌症被切除左乳之后获赔 270 万美元。陪审团认定 4 名参与诊断的医生全部存在疏忽。让人震惊的是，在她做手术前的两周，医生就发现诊断失误，却没有吭声。

由此可知，过多依赖乳腺摄影以期早期发现癌症可能产生问题，这是因为有几个因素同时影响最终的诊断结果。如果其中一个因素不准确或操作不当，误诊的可能性就会升高。其中有 3 个因素极为重要：拍摄乳腺 X 光片的机器、操作机器的技师和片子的分析解读。

1992 年，美国广播公司的《黄金时间现场》节目进行了为期 4 个月的调查，走访了美国各地的外科医生、放射科医生、癌症患者和癌症专家。他们发现“美国国内的乳腺摄影检查存在质量危机”。与一些欧洲国家有法可依的情况不同，美国的乳腺摄影生意急速增长，却没有法规约束，1992 年美国政府才制定了乳腺 X 光摄影质量标准。在那之前，许多机器根本无法拍出像样的照片，却每天都在使用。在美国密歇根州，调查显示有 35% ~ 50% 的设备不合格，有关部门收缴了这些不能用的设备，随后制定了美国最严格的相关法规。但是直到 2000 年，美国只有 9 个州对乳腺摄影有严格的法规制约，还有 41 个州没有这样的法规。

据美国放射学会的高级物理学家、科罗拉多大学教授埃德·亨德里克博士说，X 光机的操作者（技师）应该学习两年 X 光技术。拍摄乳腺 X 光片的一个关键而复杂的步骤是仔细安排乳房在片子上的位置。由于每个病人情况不同，技师必须知道如何压紧乳房，更不用说如何调试机器和制作胶片了。有一次，《黄金时间现场》用暗藏的摄像机拍到一位护士兼做技师，这位护士只接受了两天 X 光机培训。在另一个地方，那里的前台接待员兼做技师，她也只受过两天的培训。在美国的 21 个州，X 光机技师无需执照即可执业。《黄金时间现场》的主播之一戴安娜·索耶说：“在美国的很多州，对比萨店的监管都超过了对乳腺摄影的监管。”这就是他们说的应对乳腺癌的“唯一希望”。

有一条非常惊人的消息估计没几个人知道，这条消息可以有力地驳斥早期发现是避免乳腺癌的关键这一假说。记住，癌细胞长得很慢，大约需要 10 年的时间才能被乳腺 X 光片发现，那时它只有 1 厘米左右，像个豌豆。我希望你确实认识到这些话的重要性，这意味着：你可能虔诚地每年拍一次乳腺 X 光片，每次都没发现癌症，癌症却可能已经在你的乳房中生长了 10 年。

还有一个重要的问题是 X 光片分析。一项新研究对放射科医生的可靠性提出严重质疑，当医生们分析乳腺 X 光片时，如果发现可疑的肿块会有什么建议呢？耶鲁大学医学院的研究人员所做的这项研究发表在《新英格兰医学杂志》上，他们发现医生分析乳腺 X 光片后给出的建议差别很大：一个医生可能建议马上做活检；另一个看着同一张片子，可能会建议 3 个月后再拍一张；还有一个可能建议一年以后再拍一张。

1992 年 11 月，加拿大一项关于乳腺摄影的研究取得了里程碑式的重要成果。这是世界上规模最大的一次调查研究，研究对象是 9 万名女性，结果显示“对 49 岁以下的女性来说，乳腺摄影没有益处”，而且乳腺摄影“没能降低 50 ~ 59 岁女性的乳腺癌死亡率”。仔细想想内科医生和畅销书作者约翰·麦克杜格尔的话：“由于癌症肿块在数年里都很微小，无法察觉，所以花在早期发现方面的努力对于拯救生命不可能有太大效果，而且多数情况下早期发现的最大受益者是医疗工作者。早期发现使病人更早去看医生，因此，支付昂贵的诊费、住院费和检查费的时间就拖长了，可是病人并不会因为这种出发点良好的行为活得更久、更好。”

技术的发展使得检查的精确程度越来越高，可以发现越来越小的癌变，有些研究者对此表示担忧。他们指出，研究表明很多早期癌变不会进一步发展，也不会威胁患者的生命，如果医生们不用早期发现的手段刻意寻找，它们可能永远都不会被注意到。微小癌变在人体中很普遍，对中老年人的解剖研究显示，几乎每个人体内都有。没有人知道哪些早期癌变会对人构成威胁，哪些不会；也没有人能足够了解癌症自身的发展过程，明白发现一个小肿块意味着什么。美国国家癌症研究所的早期发现与社区肿瘤计划副主任巴里·克雷默博士就此发表意见："我们必须谨慎，不要认定早期发现的作用很大。"在早期发现制造了这么多喧嚣之后，这位专家却说，早期发现没什么作用。

你知道我每次听到人们依靠早期发现使自己免遭癌症荼毒时会想什么吗？我会想象两个人正在爬山，其中一个人滑下悬崖，困在一块突出的岩石上，离地 600 米高，上不去，下不来。上面那个人扔下来一条磨损的旧绳子，下面的人大喊绳子太旧了，恐怕承受不了任何重量。上面扔绳子的人说："我们只有这个了，抓住它，往好处想吧。"早期发现和乳腺 X 光片就是这种救命的绳子。在美国微软全国广播公司的《今日美国》节目中，哈佛大学医学院的放射学教授丹尼尔·科潘博士被问到此事时说："乳腺摄影在美国，甚至在全球，都不是乳腺癌的最终解决办法，但是目前我们最好的技术就是这个了。"幸运的是，本书与乳腺摄影无关。我们关注的不是发现，我们关注的是预防，乳腺摄影与预防绝对一点关系都没有！

再引用一句苏珊·洛夫博士的话："我们真正需要的是预防乳腺癌，而不是发现乳腺癌。我们需要做的是防止它发生。"使用本书提供的方法，你就向预防体内产生癌变肿块的目标迈出了一大步。

你要明确一件事，我并不建议女性停止定期的乳腺摄影，我想做的是，改变乳腺摄影在你脑海中的印象。我希望你不要把它看作一种发现已有肿瘤的工具，而要把它看作你成功阻止了癌症在体内立足的证据。

乳腺摄影将不再是扔向溺水者的救生筏，而是证实自身成功的监测器。

如果你对本章的内容感到心烦意乱，我很理解你的心情。毕竟，当你知道赖以指引方向的专家在乳腺癌这个问题上同你一样困惑时，难免会感到沮丧。但是希望你明白：我跟你分享这些真相不是要让你惊恐不安，而是要提醒你注意，在这个时候满足于依赖专家没有任何好处。

我住在美国佛罗里达州南部，在这里，刮起一阵飓风把我卷走的危险性很大。当有人警告我飓风来临时，不是为了让我害怕，而是为了让我有机会采取措施自救。我确实向你传达了一些令人不安的信息，但更重要的是，我也将为你提供自救所需要的信息。

生活在一个注重药物的文化氛围里，人们认为要解决任何与健康有关的问题都在于找到合适的药物，因此忘记了预防的意义。人们已经习惯于相信，迟早有一天某个人会研制出一种预防乳腺癌的药丸或针剂。如果你相信这个，将为此付出惨重的代价。没有任何针剂、没有任何药丸可以防止负面生活习惯产生的后果。即便这样的奇迹会在10年、20年或30年以后出现，现在怎么办呢？趁早信赖人体拥有的无与伦比的智慧吧，别再相信医药产业了。

美国国家癌症研究所的新实验室致力于综合运用各种新疗法干预癌变前的疾病阶段，该实验室主任迈克尔·斯波恩说："再过25

年，乳腺癌就会像柴郡猫[①]一样消失。”我很赞成积极看待问题，只是乳腺癌不会就这样“消失”，因为没有什么魔弹。25 年后，乳腺癌极有可能不再出现，但那也是因为女性从现在开始就采取措施保护自己，因而阻止了疾病出现。

我没有暗示本书能清除癌症，任何人都不可能做出这样的担保。有些人无论怎么做，无论多么谨慎，都会患上癌症并死于癌症，这就是严酷的现实。我想说的是，通过遵循本书的建议，很多人能够避免这种命运。

克雷格·亨德森博士是一位乳腺癌研究人员，在加利福尼亚大学旧金山分校担任肿瘤医学主任。他在接受《纽约时报》采访时说：“科学上的重大突破往往出自意想不到的研究方向，也就是说下一个有关乳腺癌的重大进展可能不会来自针对乳腺癌所做的研究。因此，不管哪里的线索我们都要跟踪，要意识到答案可能不在专门的乳腺癌研究里，这对我们来说非常重要。”

谢谢您，亨德森博士，这正是我的感觉，我将用这本书来证明您完全正确。

① 童话《爱丽丝漫游奇境》中的一个角色，是一只总咧着嘴笑的猫，经常一下子就消失得无影无踪。——译者注

第七章

不断变化的身体状况

本章会分析细胞被逼疯前很长一段时间内人体出现的一些健康问题。虽然你体内的细胞异常顽强，在被逼疯前可以坚持好多年，但你在那些年里可能会出现各种健康问题，这多半是身体发出的警告信号，提醒你淋巴系统这一健康维护机制已经不堪重负。如果你注意到这些警告，并采取适当措施减少了体内积存的毒素，问题就会得到解决；如果忽视了这些警告，任由血液内的毒素越积越多，那么随着病情缓慢而确定地步步升级，就一定会产生更严重的问题。

这里要向你介绍另外一种新的思维方式。我们总觉得身体不适和疾病不可捉摸，没有规律可循。生活在同样环境里的人，饮食相同，饮用水相同，其他因素都一样，产生的健康问题却不一定相同，有的可能患糖尿病，有的可能患偏头疼，有的可能得皮肤病，还有的人某个器官出问题，种种情况不一而足。人们可能由此得出结论，谁会得哪种病是由偶然因素决定的。但我可以向你保证，疾病存在共性，身体的其他部分也一样，与人体及人体机能有关的任何事情都根本不存在偶然性。

你一定听说过这句古老的谚语："链条的强度取决于最弱的环节。"人体也是这样。生活在地球上的六十多亿人，每个人的身体都有自己最弱的环节。那些任由体内的毒素越积越多而致使淋巴系统"超载"的人肯定会得到身体的警告，这些警告以疼痛或不适的形式出现，至于它们出现在哪里，就要看个人体内最弱的环节在哪里了。因此，问题出现在身体的哪个部位并不太重要，要紧的是身体确实出了问题。这些话是不是很熟悉？不错，在讲到关于细胞被逼疯的问题时我也是这么说的。"癌症就是癌症，不管发生在哪里"，我希望你能把这个原则应用到大多数疾病上。

当然，我不敢肯定这个原则适用于身体的每一种疾病。有人可能会因为中毒、吸入石棉，或由于其他外来原因出现皮肤问题。但是除了极个别的情况，身体出现的绝大多数异常状况都是体内毒素在捣乱，是毒素导致了大大小小的病痛。

有些人可能会说："别告诉我糖尿病和湿疹是一回事！"可实际上，它们就是一回事。我当然知道，糖尿病是由于胰腺这个内部器官丧失了正常分泌胰岛素的功能引起的，湿疹是皮肤这个外部器官瘙痒、发红和疼痛引起的。从表面上看，这是两种完全不同的疾病。但是，得出这样的结论是因为你只考虑了结果，而没有考虑最关键的原因。这两种病痛导致的结果虽然不同，可它们产生的原因却是一致的，即毒素堆积，也就是人体产生的毒素多于淋巴系统能够分解和排出的毒素。

你可以想象一个依山傍海的村落，房屋鳞次栉比。如果海洋深处发生地震，海浪就会扑进这个小村落，毁掉一部分房屋；地震还会引起山石坠落，砸毁一部分房屋；损坏的电线会起火，再烧毁一部分房屋。你看，这些房屋分别毁于水、滚石和火。水、火、巨石是 3 种截然不同的东西，也就是说造成房屋被毁的 3 种方式完全不同，但是这 3 种方式都是一个原因引起的。如果没有地震，就不会有海浪，不会有滚落的巨石，也不会有电线着火。如果不是毒素堆积，就不会有糖尿病，不会有湿疹，不会有发烧，不会有癌症……什么病也不会有。

疾病、不适和疼痛，不管发生在哪里，都是由于体内的毒素最终超出了人体可承受的限度。我向你解释一种疾病，实际上相当于解释所有的疾病，因为要预防疾病，或者使病情发生逆转，都必须清除淋巴系统的毒素。还有比这更简单的吗？可专家们仍不时对此感到困惑、莫名其妙，甚至是目瞪口呆，一次又一次声称“我们不知道”“没人知道”“病因不明”。造成这种状况是因为他们认为疾病之间没有共性，疾病的发生是偶然的。因此，他们企图为成千上万种可能存在的病痛分别找出各自的具体病因，却不知道病因实际上只有一个：毒素堆积。

如果你对疾病存在共性这个观念接受起来有困难，那你并不孤单。对于新看法或新观念来说，事实有时的确如此，毕竟，它有别于你以前的想法。你知道苹果是什么吧？你这辈子只知道，要是想吃那种红彤彤的脆甜的水果，只需到市场上去买“苹果”就是了。如果从明天开始，你发现它们实际上不叫“苹果”，而叫“跳绳”会怎么样呢？“是的，我要一袋橙子和一袋跳绳。”这么说话真有点困难，是不是？现在你要做的事跟这有些像，就是要转变观念，承认多数疾病唯一的不同点是出现在身体的不同部位，根源则完全相同。

我还希望你知道，这种奇怪的感觉很快就会消失，它只不过是面对新事物时最初的自然反应，假以时日，这种新观念就会向你证明一切，让你心服口服。近40年来，我亲眼见证了无数个通过清洁淋巴系统来消除疼痛和不适的成功事例，它们让人们慢慢信服了这种新观念。正是这样，使我与丹尼尔·克拉克博士这样的医生，更加确信这种新观念是正确的。

正如克拉克博士所言：“随着毒素在淋巴系统内的堆积，淋巴液的流动变慢。事实上，淋巴液变得很黏稠，致使具有免疫作用的T细胞和巨噬细胞无法移动。我见过数不清的病人运用清除淋巴系统中毒素的保健方法，治愈了自身免疫性疾病、癌症、慢性退行性疾病（如关节炎）……由于努力打通淋巴系统，恢复了免疫系统的正常功能，经我医治的癌症病人19年后依然健康地活着。”

很多人把健康的身体看成是雷区——“如果一个雷没响，另一个准得响”。等你明白了自然疗法的保健原则后，就会突然发现没剩下几个地雷了。

淋巴系统在运转

为了进一步具体说明淋巴系统如何工作，这里有必要讨论几个病例，但是有那么多种疾病，选哪几个好呢？显然，本书无法一一列举所有的病痛，而且，这成千上万种病痛实际上没什么不同。尽管如此，人们还是想看到他们最关心或正折磨着他们的那种病痛。

请记住一点，无论我讨论了哪一种，没讨论哪一种，治疗的方案只有一个，即运用 CARE 原则清洁淋巴系统。这正是我写出本书的原因：使你认识到体内有一种机制，专门致力于维持你的健康和生命，只要保养得当，它就能够不辱使命。因此，如果你没有看到自己感兴趣的那种疾病，只需牢记一点，对下面列举的疾病给出的建议，同样适用于没有列举的疾病。这是因为，清洁淋巴系统只会带来积极的效果，产生好的影响。

在开始讨论之前，我希望你对第四章里淋巴系统陷入困境时的一系列症状记忆犹新。记得我嘱咐你多读几遍，尽量熟悉那些症状吗？这也许正是你重读一遍第四章的最佳契机。

有些症状从疾病的第一阶段就出现了，并在随后的各个阶段一直存在，直到细胞最终被逼疯。这些症状包括：各种异常的乏力和倦怠，睡眠时断时续，食欲不振，皮肤不适特别是瘙痒、疼痛，发烧，淋巴结肿大、疼痛（当然会这样），头疼或其他部位疼，女性月经不调，各种看似没有原因的烦躁，所有炎症。以上每一种症状都表明身体正在集中自身的力量，保护自己免受体内毒素的侵害，同时力图引起你对这一事实的注意。这时候，你要是清洁淋巴系统，症状自然会随之消退。

免疫性疾病

艾滋病出现以前，你曾听过或用过多少次“免疫系统”这个词呢？或许从来没有。艾滋病确实提高了我们对免疫系统重要性的认识。事实上，免疫系统与健康的各方面有着千丝万缕的联系。而且正如我说过的，淋巴系统是免疫系统的核心，所以用免疫性疾病开始这个话题最恰当。免疫性疾病似乎主宰了20世纪90年代，我接触的大多数人也普遍关心这个问题。

● 慢性疲劳综合征：一种复杂的综合征，类似感冒的症状一直持续，包括发烧、淋巴结肿大、关节和肌肉疼痛、情绪起伏不定及其他心理症状。

顺便提一下，“综合征”这个词指代一系列原因不明的症状，这也解释了综合征的种类为什么如此之多。

症状：极度疲乏、发烧、淋巴腺疼痛、睡眠障碍、头疼、易怒。

病因：不明。

治疗：药物。

● 狼疮：体内深处结缔组织的一种慢性病。

症状：周身疼痛不止、发烧、与类风湿性关节炎相似的关节不适、食欲不振、淋巴结肿大、头疼、易怒、女性月经不调或闭经。

病因：不明。

治疗：消炎药。

● 纤维肌痛综合征：肌肉骨骼系统的慢性病，与狼疮类似

（55% 的纤维肌痛综合征病人同时患有狼疮）。

症状：周身疼痛不止（分布在各个部位的“压痛点”尤其疼痛）、睡眠时断时续、发炎（事实上，纤维肌痛综合征也叫肌筋膜炎，有明显的炎症），以及很多千奇百怪的症状。

病因：不明。

治疗：消炎药。

● 类风湿关节炎：一种全身发炎的疾病，主要累及手、手臂和足部的关节及其周边的肌肉、筋腱、韧带和血管。

症状：乏力、食欲不振、发炎、持续低烧、淋巴结病变。

病因：不明。

治疗：消炎药。

● 异位性皮炎：一种以炎症和瘙痒为主要特征的慢性皮肤病。

症状：持续瘙痒，可能由于抓挠导致水疱和鳞屑。

病因：不明。

治疗：药物。

● 系统性硬化症：结缔组织病，炎症会累及皮肤、血管、肌肉、骨骼和内脏器官。

症状：疼痛、皮肤变白或改变颜色、手指尖和脚趾尖可能出现导致坏疽的溃疡。

病因：不明。

治疗：药物。

● 血管炎：血管发炎或受损引发的多种不适。

症状：疼痛、发炎、头疼、口腔溃疡、皮肤溃烂。

病因：不明。

治疗：消炎药。

● 瑞特综合征：尿道或阴茎疼痛、发炎。

症状：排尿困难、尿急、尿频，尿中带脓、血和黏液，皮肤溃烂（如龟头处的溃疡），发烧，食欲不振。

病因：不明。

治疗：消炎药。

● 强直性脊柱炎：慢性炎症，累及脊柱和临近的软组织。

症状：疼痛（通常发生在腰骶部），肩部、臀部和膝盖发炎，轻度乏力，发烧，食欲不振。

病因：不明。

治疗：消炎药。

● 多发性肌炎和皮肌炎：遍布全身的多种炎症，伴随肌无力，主要发生在肩部、骨盆周围和颈部。

症状：肌肉疼痛、无力、压痛，站起、爬楼梯和手臂举过头顶时有困难。皮肌炎患者的脸部、颈部、上背部、胸部和臂部通常会起红色皮疹。眼睑出现红斑伴周围水肿。

病因：不明。

治疗：消炎药。

以上列举了 10 种致人衰弱、使人痛苦的免疫性疾病。你有没有看出什么值得注意的问题？没有？怎么会呢，就算看不见客厅里的大袋鼠，也应该看得出这些疾病之间的相似之处啊，这就像我用

10个不同的名字描述同一种疾病似的。记住，雨、雪、冰、霜、雹都是同一种东西——不同形态的水；狼疮、纤维肌痛综合征、慢性疲劳综合征、类风湿关节炎也都是同一种东西——压垮了淋巴系统的毒素。

还记得淋巴系统陷入困境后的5个最常见、最明显的症状吗？疼痛、乏力、睡眠时断时续、食欲不振和发烧。这5个症状全部出现在这里！还有，你是否记得第4个疾病发展阶段——发炎阶段充满了疼痛和不适，当疾病发展到这一阶段，你最好花点力气帮助淋巴系统自我清洁，否则就会自食其果。以上8种疾病的症状包括发炎，半数疾病得用消炎药治疗。用了这么多消炎药，一定会出现不可避免的后果。越来越多的报道证明，消炎药会带来很多不良副作用，包括骨质疏松症和出血性胃溃疡，往往是治好一种病，又引发另一种病。

人们只要对淋巴系统的性质、工作原理和工作内容稍作了解，就会很清楚这些病症的起因，但是专家却说，所有这些疾病都是原因不明的神秘病痛。10种疾病全都不知道病因，全都得用药物治疗。然而，只是用药物掩盖疼痛，而不去消除疼痛产生的原因，疾病就不可避免地要向下一个阶段发展。

当然，我并没有低估这些免疫性疾病的严重性，我绝不可能这么做，因为有太多的人深受其苦。然而，无论是上面谈到的10种疾病，还是其他疾病，如艾滋病、哮喘、过敏、荨麻疹或者别的不常见的免疫性疾病，认真应用CARE原则不仅能够防止它们发生，而且可以为那些已经患病的人减轻痛苦，甚至让许多病人完全康复。

心血管疾病

心血管疾病是美国人健康的头号杀手，它夺去的生命超过其他疾病的总和。只要认真加以预防，心血管疾病完全可以避免。医学博士内森·普里特金、朱利安·惠特克、迪安·奥尼什及其他专业人士的著述都能够证明这一点。在此，我希望通过分析这类疾病中的两种主要疾病，来说明适当有效地保养淋巴系统将如何影响心血管疾病。

高血压

高血压是血液对动脉内壁施加的压力过大。它可能引发心脏病而损害心脏，引起中风而损伤大脑，损伤视网膜而导致失明，损伤肾脏而导致肾衰竭。而且在大多数人身上，找不到发病原因。至于治疗，你可以猜得到，就是用药。然而，自然疗法之父赫伯特·谢尔顿博士说："也许高血压产生的最大原因就是排毒受阻以致毒素堆积。"如果累积在体内的废物（毒素）超出了淋巴系统的排毒能力，它们就会制造麻烦，问题可能出现在器官内部，可能出现在皮肤表面，也可能出现在心血管系统脆弱的动脉血管里。问题出现在哪里并不重要，重要的是问题已经出现了。

我与高血压病人打过很多次交道，曾见过数不清的人通过适当保养淋巴系统彻底战胜了高血压。我的一个哥哥（不是偷我鸡腿的那个）服用了 10 年降压药仍不能把血压控制在正常范围内，但他认真应用 CARE 原则来清洁淋巴系统后，血压终于在 10 年里第一次恢复到了正常水平，而且不再服药也一直保持这个水平，至今已有 12 年了。

请谨记，当你开始应用 CARE 原则使你的血压趋向正常时，千万不要突然中断服药。而应该在开始清除体内废物、减轻动脉血管压力的同时，慢慢减少药量，并且要定期测量血压。

心脏病

当一条动脉没能向心肌输送足够的血液时，心脏病就会发作。幸运的是，我本人并没有这方面的亲身体验。据亲身经历的人描述，胸口那种持续的压榨性疼痛可能扩展到左臂、下颌或肩胛骨，就好像一架钢琴压在身上，就是再好奇的人也不愿意亲自体验这种感觉。

心脏病发作的首要原因是动脉硬化，特别是动脉粥样硬化，也就是说动脉壁变硬、变厚，从而失去弹性，动脉内满是脂肪和胆固醇，以至于血液无法流动。淋巴系统的一个主要功能就是清除消化道内的脂肪，使它们无法进入动脉血管。换言之，如果淋巴系统运转正常，运载着生命之泉的全身动脉血管就能保持清洁且富有弹性，这就是淋巴系统的工作。

要是你的淋巴系统没有被来不及排出的毒素压垮，还在有效运转，我认为你患上任何心血管疾病的概率都很小，完全可以忽略不计。心血管疾病和细胞被逼疯（癌症）是世界上已知的两个最厉害的健康杀手，由于它们，全世界一天之内有超过 4000 人死去！可是这两种疾病完全可以预防，你可以高枕无忧地活着，坚信自己不会染上其中任何一种。随之而来的是无价的满足感和安全感，你想要就可以得到。适当保养你的淋巴系统，无需分文，你就可以坐享其成，因为只要你给自己的身体一个机会，它就会无偿为你服务。从长远看，这还会替你省不少钱。有些人认为，也许这就是到现在才听说这个方法的最重要原因。

消化系统疾病

近 40 年来，我一直对一生要吃下的 70 吨食物及它们对消化道产生的影响深感兴趣、不断钻研。消化道，或者说食物的通道，约有 9 米长，从嘴巴开始，到将食物残渣排出体外的地方结束，整条通道弯弯曲曲、褶皱纵横，有大量的缝隙、角落、囊状的小袋子等。未被清除的废物可以积聚、沉淀在很多地方，如果不及时清除就会发炎。如果看一遍可能出现的消化系统疾病的名称，大约有十几种，你会发现很多病后面都带“炎”字，你已经知道这是什么意思：炎症，疾病的第四个阶段，充满疼痛和不适。如果仔细看一下各种症状的名字，就会发现“发炎”一词比比皆是。

遗憾的是，常规医学不了解发炎的本质，没有意识到这是由于体内毒素积存太久造成的结果，相反却为此找到了一个可靠的替罪羊——细菌或病毒感染。指责一个看不见的敌人很容易，这样我们就不用为现状负责了。在毒素积存的胃肠道里当然会发现大量细菌，但细菌不是导致疾病的原因。如果你看到苍蝇在垃圾上乱飞，你会说“看那些苍蝇拖来了多少垃圾”吗？只因为细菌碰巧在导致发炎的毒素上繁殖就认为细菌应该对炎症负责，无异于认为苍蝇应该对垃圾堆负责。

下面，我将列举 4 种常见的消化系统疾病来阐明淋巴系统的作用。其实这类疾病还有很多，如食道炎、憩室炎、肠胃炎、浅表性胃炎、肠易激综合征、胰腺炎、腹膜炎，等等。

结肠炎

结肠炎就是结肠发炎，这一点你应该很清楚。让我们先看看常规医学怎么看待结肠炎。结肠炎是一种慢性炎症，通常影响肠道末段的肠壁，它的发病部位从肠道最末端的直肠——粪便排出前停留的地方——开始，经常向上发展到结肠，导致结肠肿胀，有时甚至是溃烂。发生溃烂的结肠炎被称为溃疡性结肠炎，主要症状是反复腹痛（强度随发炎程度而不等）、过敏、便血、食欲不振、虚弱、恶心。医生告诉我们，结肠炎确切的成因不明，可能与某种细菌有关。当然，结肠炎也要用消炎药治疗，而这会掩盖疼痛，使疾病继续向前发展，直到细胞最终被逼疯。

《关于疾病你需要了解的一切》一书，是由一百多位名医和专家合写的出色作品，书中写道：“患有结肠炎的人罹患癌症的风险高于平均值，尤其是当这种疾病的持续时间超过 10 年的时候。”请注意，这正是我的观点。如果任由炎症持续下去，一味用药物止痛，如你所知，细胞最终会在毒素不停的攻击下发疯。只要你支持淋巴系统自然地从系统中清除引发炎症的毒素，疼痛就会消失，疾病就会停止发展，细胞就不会发疯。就是这么简单。

克罗恩病

这种病被用来指代消化系统任何部位的炎症。既然如此，为什么不把结肠炎——肠道末段的炎症——也叫克罗恩病呢？肠道末段也是消化系统的一部分，不是吗？这并不是两种不同的疾病。还有一种疾病叫作肠炎，也就是肠道发炎，特别是肠道末段发炎。那么肠炎、结肠炎和克罗恩病有什么区别呢？实际上根本没有区别！克罗恩病的症状是疼痛、疲乏、发烧、腹泻等，治疗手段是使用消炎药。当克罗恩病突然恶化时，情形据说与阑尾炎相仿，我们很快就会谈到阑尾炎。

丹尼尔·克拉克博士说："结肠炎、克罗恩病和肠炎都是由于发炎导致肠壁受损。如果你的肠道末段发生了严重的炎症，就叫克罗恩病或肠炎；如果炎症上行 0.5 厘米到了结肠，就叫结肠炎。"不管怎样，克罗恩病的成因，也是"不明"。

胃溃疡

这种病指的是胃壁和部分肠壁上出现溃烂。溃疡是疾病发展的第五个阶段，这个时候，由于毒素和炎症的长期侵袭，身体终于坚持不住了，出现了溃烂，症状就是疼痛不断。胃溃疡的病因不明，同样用消炎药治疗。

阑尾炎

我把这种特别的炎症留到最后讲，是因为它是常规医学对人体炎症的实质一无所知的最佳例证。

常规医学一再要我们接受这样荒谬的观点——人类这样复杂、拥有无穷智慧的生物体内，竟然有一个毫无价值的多余器官，它除了惹麻烦，什么用都没有。当然，过去这个“麻烦精英俱乐部”的成员还有扁桃腺。

一百多年来，自然疗法医生一直在与认为扁桃腺和阑尾一无是处且可有可无的顽固势力作斗争。值得庆幸的是，如今，扁桃腺一般来说会保留在本来的地方，但是阑尾还没有得到类似的宽恕。

医学界声称，阑尾炎属于医疗急症，是由于淋巴系统堵塞造成的阑尾发炎。这种堵塞有可能是由一点来不及排出的废物引起的，也可能是由病毒感染造成的。症状包括右下腹及周边疼痛、食欲不振、恶心、便秘或者腹泻、低烧等。通常的医疗方案是服用抗生素和卧床休息。如果阑尾继续发炎，就把它切下来扔掉：“感谢上帝，终于解脱了！”然而丹尼尔·克拉克博士注意到：“有些阑尾炎，特别是那些诊断延误的阑尾炎，需要手术干预，但这样的病例只占少数。很多辅助疗法，例如控制饮食和补充消化酶，可以防止阑尾炎发展到需要手术的地步。”

我看过数不清的生理学书，书里都只讨论了阑尾可能带来的痛苦。我只在一本书上找到一句话，提到它可能有的作用：“在人类身上，至今还没有发现任何作用。”

然而，让我们来看看真实的版本吧！这种观点尊重、礼赞人体伟大而深不可测的智慧和能力，敬畏人体的活力。它认为：人体的构造十分和谐，没有一样东西是多余的。人体拥有自我纠正、自我康复和自我维护的能力，其精确程度在现今这样技术高度发达的时代也是无法企及的。

记住，食物的通道共有 9 米长，小肠约 4 ~ 6 米长，“小”这个字不代表其长度，而是指其粗细。小肠连着大肠，大肠约有 1.5 米长，比小肠粗得多。

等到新陈代谢的所有步骤完成后，身体需要的营养已经从食物中提取得差不多了，废物就进入结肠等候排出。粪便毒性很大，应该尽快从体内排出。人们最不希望发生的事就是让这些有毒的粪便滞留在体内，导致炎症，对身体造成损害。如果粪便滞留体内，会附着在结肠内壁上，造成严重不适。克罗恩病、结肠炎和肠易激综合征都是由于来不及清除的毒素附着在肠壁上导致发炎的结果。阑尾正好在小肠与大肠交界处，具有非常重要的战略地位。很少有人知道，阑尾能分泌一种强有力的物质，可以中和并清除结肠中任何可能导致发炎的残留物。

如果你认为这是我编造的，不妨告诉你，我是从世界最受尊敬的营养学家——诺曼·沃克博士那里学来的。我至少看过 6 本沃克博士的书，他百岁高龄时在睡梦中安详地离开了人世。作为健康的象征，他非常清楚，阑尾像奇妙身体的任何其他部位一样，自有功用，就该待在它现在的地方。

从 1970 年得知阑尾的真正作用以来，我一直都在询问减肥特别困难的人是否还有阑尾。那些从一开始就有体重问题的人无一例外地表示，切除阑尾后，减肥比以前更困难了。

如果你属于这种情况，别担心，这并非意味着减肥没有希望了，只不过你要比那些没有切除阑尾的人更勤勉地按照 CARE 原则行事。

常规医学对炎症的成因知之甚少，他们把炎症看成敌人，必须不惜一切代价予以攻击、制服。自然疗法则把炎症看成是身体发出的友好而严厉的警告，提醒你未清除的毒素已经非常多了。

当疾病发展到发炎阶段（第四个阶段）时，你能采取的最坏措施就是用药物对抗炎症。这是因为药物不但会掩盖真相，使你意识不到淋巴系统与废物的斗争已经达到引起组织发炎的程度了，而且药物本身都有毒，都有副作用，会给本已不堪重负的淋巴系统增添更多的毒素。在这种情况下，药物只会使事情变得更糟。

据美国有线电视新闻网报道，一种用于治疗狼疮的消炎药会引起骨骼过早老化，导致骨质疏松。美国广播公司的新闻节目《20/20》报道，消炎药会引发出血性胃溃疡。一种疾病走了，另一种疾病却来了，这很难说是一种医疗保健手段。我早就说过，但是还要再重复一遍：你不能用毒药找回健康。摒弃旧的思维方式，对身体做正确的事，它将不断回报你。

心血管疾病一直是人类健康的头号杀手，适当保养淋巴系统将保护你免遭荼毒。癌症是第二大杀手，通过清洁淋巴系统可以预防癌症，这两种方法是一致的。同样，善待淋巴系统也会帮助你预防自身免疫性疾病和消化系统疾病。

乍一看，心血管疾病、癌症、免疫性疾病和消化系统疾病似乎是 4 种风马牛不相及的疾病，但是，预防一种疾病的措施同时也可以预防其他 3 种疾病。我也可以继续列举下去，接着讨论呼吸系统疾病、神经系统疾病、肌肉骨骼疾病、肝胆疾病、肾和泌尿系统疾病、皮肤疾病，等等，但是这么做有什么意义呢？治疗方法都是一样的。这么说下去，你还得听多少遍病因不明而用药物来掩盖症状呢？

也许我没有谈到具体困扰你的那种健康问题，但只需把我谈到的问题换成你关心的问题就可以了，因为不管是什么问题，我都会建议你采取同样的措施——清洁淋巴系统！不要说："怎么可能这么简单呢？"换一种说法吧："解决之道如此简单，真是妙极了。"仅仅因为那些说"不知道"的人把这件事看得比实际情况复杂得多，并不代表实际情况就很复杂。

事实无懈可击，淋巴系统是人体专门负责维护生命健康的机制，你用 CARE 原则爱护它，它反过来也会爱护你。你会像很多人一样，亲身感受到这种相互作用。人体对于受到的善待反应迅速，因此几乎马上就可以看到身体状况有所改善。

除了帮助和支持身体尽可能地高效运转，你还有什么别的选择呢？恐怕只有陷入医药产业用药物织就的网中了。

我们已经知道，每年有超过 200 万人由于不正确使用处方药而受到严重伤害，更有 10.6 万人因此死亡。但是更让人惊恐的是，在你读这本书的时候，情况又进一步恶化了。因为美国食品药品管理局的官员们非但没有采取防范措施来保护公众，相反，他们还听任危险增长，以前所未有的速度批准新药。

据华盛顿的退伍军人事务部负责卫生保健事务的副部长肯尼思·凯泽博士说："面世的新药太多，要了解每种药物的最新情况简直是不可能的。"可见，监管者甚至无法预知每种药物潜在的毒副作用。《纽约时报》上的一篇文章说："无法了解问题的真实程度，部分原因是没有要求医院和医生上报数据。"

业内人士都知道，像今天这样令人震惊的伤亡人数还会继续增加。哈佛大学公共卫生学院的卫生政策分析专家卢西恩·利普博士说："药物不良反应事件是医学进步带来的弊病。"如果你的配偶、孩子、父亲或母亲死于处方药，那么他们就是遭遇了"药物不良反应"。

一个支持消费者的非营利组织——美国用药安全规范研究所——对"药物不良反应事件"产生的问题进行了调查。该组织的负责人迈克尔·科恩说："保护病人免受伤害的技术还没有开发出来，在保护病人这方面还没有投入人力和物力。"你猜为什么？因为这样做花费太大。

1992 年，美国共发售了 20.3 亿份处方药，1998 年增加到 27.8 亿份，2005 年达到 40 亿份。但是，目前的情况已经失控了，没有办法判断药物的毒副作用可能造成的伤害，没有可以保护你的法规条例，已经有十多万人每年因此死去。政府对此采取的唯一举措就是大幅增加药物的批准量。这真是匪夷所思，如果有人在水池里快淹死了，你觉得往池中加水有帮助吗？

无论是为了你自己，还是为了你所爱的人，你都应该重视我说的话，站出来保护自己，因为医药行业不会这么做。清洁淋巴系统，不再使用药物，你就不会受到“药物不良反应事件”的影响了。

我提出的观点——多数疾病只有一个病因、一种治疗方案——对某些人来说可能难以接受。我很清楚自己是在挑战传统、挑战主流、挑战权威，正像莱特兄弟曾经做的那样，他们曾说：“我们也可以飞翔！”

每当一种与现行思想对立的新观念出现时，诋毁它的人就会在鸡蛋里挑骨头——寻找那些能够让新观念不成立的例外情况。我先说说有哪些例外情况，因为清洁淋巴系统不会预防所有疾病。举例来说，如果一个人摄入低膳食纤维、低钙的饮食，又摄入很多能从骨头中溶解出钙的高蛋白食品，那么无论他的淋巴系统是否清洁且运转正常，他患上骨质疏松症的概率都非常高。

导致人们生病的因素实在太多了，我们对人体及其运行机制不了解的地方也实在太多了。即便在最好的情况下，即便人们的生活方式正确，淋巴系统清洁而健康，疾病还是会出现，这也许是因为天生的基因弱点导致器官衰竭，也许是谁都不清楚的一组因素共同引发疾病。要知道，我们是在跟一个异常复杂的生物体打交道，我们对它的理解实际上还处于初级阶段，对于人体怎么工作、为什么这么做，没有人能够合理地做出一个普遍适用的解释。坦率地说，根据过去的经验做出的猜测、假设和科学预测，可能就是我们能够达到的最好结果。

因此，我希望你能明白，本书给出的建议并不能担保所有照做的人都获得持续的健康活力。可是假如美国每年因病致死的约200 万人中有 1/3 得以幸免，这就可能作为前所未有的成就被载入史册代代相传。根据多年的第一手经验，我打心眼里确信，如果每个人都勤勉地遵循本书提出的建议，近 80% 甚至更多的疾病就可以得到预防。正如保罗 · 亚尼克博士所说："毫无疑问，排毒可以降低器官衰竭而导致死亡的风险。毒素阻碍并影响了许多体内的酶，这些酶控制着细胞能量循环、免疫、抗衰老激素的产生和人体很多自救功能。"

一本书只让你看一遍，就全盘接受其中离经叛道的革命性观点，对你来说是一项望而生畏的挑战，这一点我非常理解。人们必须近距离接触这些原则，利用这些原则，过一段时间再看自己的健康状况是否逐步改善。一个重要问题是：要是我说对了会怎么样？确保体内负责维持健康和生命的系统保持清洁而能高效运转，你到底会损失什么呢？我可以毫不迟疑地向你保证：你永远不会在讣告栏里找到一个因为淋巴系统缺乏毒素而致死的人。

第八章

高脂肪还是低脂肪

我喜欢吃东西，一向热爱食物，喜欢享用食物，本书一开始就介绍过这一点。我喜欢关于食物的一切，无论是想到食物、看到食物、谈起食物、烹调食物，或是闻到食物、尝到食物、吃下食物，都让我高兴。对我来说，去一家新开业的餐厅品尝美味，就如同球迷去观看激动人心的球赛一样兴奋不已、跃跃欲试。因此，对自己最终以研究和讲授营养对健康的影响为生，我一点也不惊讶。能够掌握营养和健康的重要关系，我感到非常幸运，因为如果没有掌握这些，继续沿着老路走下去，我很可能早已死去或者苟延残喘、生不如死。

说到我的健康状况，我生命中的第一个 25 年和第二个 25 年之间有天壤之别，一个像贫瘠的矿区毫无生机，一个像茂盛的雨林生机勃勃。第一个 25 年，我始终在与疼痛、超重和倦怠做斗争，忍受着剧烈的胃疼、频繁的头疼（包括偏头疼）、无数的伤风感冒和长期精力不济的折磨，最终体重达到了 100 千克。这种糟糕的状况完全是由于饮食无度造成的，在我成长的过程中，从没有人告诉过我食物会对健康造成影响，我吃东西的前提只有一个，就是咽得下去。

1970 年，当我 25 岁时，很幸运地接触到自然疗法，从此不再有胃疼、头疼或鼻子的问题。我变得精力充沛，当时快速减掉的 25 千克体重也再没长回来，而且做到这些并没有牺牲饮食的乐趣，这是最棒的一点。与以往不同的是，我现在知道如何在享用美味的同时保持健康。

营养与健康活力

不管是细胞被逼疯还是其他疾病的发生与发展，都会涉及很多因素，其中最主要的是：食物、空气和水的质量，运动，休息和睡眠，阳光，充满爱意的关系，自爱及心态。所有这些因素（甚至还有更多因素）都与我们是否生病息息相关，但我确信食物和饮用水对健康的影响远远超过其他因素，位居第一。这一信念建立在我自己的多年经验及我和他人的观察所得之上。

罗伯特·马歇尔博士是一位生化学家和临床营养师，主管一家知名的慢性病治疗机构，他说："应用聚合酶链反应（简称 PCR，又称无细胞克隆技术）进行的最新研究取得了突破性进展，找出了原来没有注意到的导致阿尔茨海默病（老年痴呆症）、心脏病和癌症等慢性病的因素——感染。不过，只有在明显营养不良的情况下才会发生感染。

“我们从空气、水和食物中受到越来越多的化学污染，再加上食用经过射线、微波等处理过的食物，还有杂交、转基因食品，大大增加了身体对营养的需求。因为身体在试图排解受到的多重毒害时，需要更多的营养素。如果日复一日反复接触这些毒素，会快速消耗体内储存的营养物质，引发严重的营养不良。

“身体一旦缺乏营养，就为感染提供了温床，如果营养不良持续下去，感染就会转成慢性，到那时，仅改变缺乏营养的状况已经难以消除感染了。更严重的是，慢性感染还会导致激素缺乏或者免疫失调，反过来又会加重感染，使你的健康每况愈下，免疫力越来越低下，身体越来越疲乏，衰老得越来越快。”

如果把我们吃的食物排一下队，毫无疑问有一样东西是最好的，有一样东西是最差的，其他则处在二者之间。稍后我将谈到最好的食物，但现在首要的任务是谈谈最差的——那些倘若摄入过量可能会增加患病概率的食物。

动物性食物

对健康危害最大的就是过量摄入动物性食物。动物性食物包括各种肉类、鱼类、蛋类和乳制品。我认为，过量摄入这些食物是导致淋巴系统不畅、超重、疼痛、不适、疾病乃至死亡的首要原因。

当然，这么说会让牧场主协会和乳制品委员会一类的机构大为光火。毕竟，美国动物性食品业每年收入约为2500亿美元，他们怎么可能希望你知道他们产品的真相？他们惯用的伎俩就是出动“御用专家”，恐吓那些胆敢试着减少或拒绝吃动物性食物的人。这些靠贩卖动物性食物赚取上万亿美元的人会让你相信，如果你一顿不吃肉或不喝奶，你的子孙都会因此缺乏各种营养，患上各种病症。这么说有些夸张，不过如果我们追求健康的脚步干扰了他们获取利润，他们真的会激动起来。

实际上，他们想要说服人们不减少对其产品的消费越来越难了，因为不断有大量的证据出现，证明人们对动物性食物的喜爱一直是且仍将是造成健康状况恶化的主要因素。为了表明我的立场，避免任何来自动物性食品业的攻击，在此我要表明对素食的看法。

素食

素食理论上说是最健康的饮食方式，但并非人人适用。我认识一些素食者，由于不吃肉、不喝奶而保全了性命；我也认识一些严格的素食者，健康却因之受损，不得不重新在饮食中添加一些动物性食物。那些坚持认为吃素是唯一正确的饮食方式的人，同那些坚持认为吃素不健康的人一样大错特错。

做个素食者是个人的选择，与个人的性格和境遇等很多因素相关。素食对某些人效果很好，并不意味着它适合每一个人。要求人们吃素如同要求人们改变信仰一样容易招致不满。有的人理智上完全明白最好不吃肉类和乳制品，但由于他们从小就是吃这些东西长大的，他们在身体和情感上都很难适应这种改变。

但是，减少动物性食物的摄入，每个人都可以做到，而且很多人在知道最新的研究成果之后，已经开始这么做了。数十年来，我们一直在过量摄入动物性食物，最新的研究成果确凿无疑地表明：过量摄入动物性食物会导致死亡！

在以前写的书中，我详细阐述了动物性食物对引发各种主要疾病产生的影响，并且对食物分 4 类的思维模式、每天巨大的蛋白质需求量、肉类是最好的蛋白质来源、乳制品对补充钙和预防骨质疏松至关重要等多种饮食神话提出了质疑。

如今，减少动物性食物的摄入这一点已经毋庸置疑，需要讨论的只是到底该减多少。从保守的减少 15% ~ 20%，到完全杜绝动物性食物，各种意见都有。作为一个积极寻求健康活力的人，你必须确定减少的量对你来说最合适，能最大限度地改善你的生活质量。有一点可以肯定，减少动物性食物的摄入量将会对你的健康产生积极影响，影响程度与你减少的数量相当。

让我们了解一下其中的原因。

健康杀手——胆固醇和脂肪

“胆固醇”和“饱和脂肪酸”这些词听起来很熟悉吧？20 年前，你几乎听不到这些名词，可现在，一天下来没听到或读到跟它们相关的东西几乎是不可能的，理由就是，它们杀人，而且杀了很多人。这么说是有充分依据的，在美国，胆固醇和脂肪加起来导致的死亡比其他任何一种原因引起的死亡人数都多。

这些健康杀手来自哪里呢？可以肯定，所有的胆固醇都来自动物性食物，胆固醇只能在动物（包括人类）的肝细胞内生成，别无他途，植物王国里是不可能生成胆固醇的。

任何与胆固醇相关的问题或这方面的担忧，全都是由饮食结构中的动物性食物造成的，减少动物性食物的摄入，你的胆固醇水平就会降低，就这么简单。然而，有些人仍然有些糊涂，他们会问："鳄梨、坚果和食用油呢？它们不含胆固醇吗？"由于它们都没有肝脏，所以它们不含胆固醇。

这些人是把胆固醇和脂肪搞混了。所有食物中都含有脂肪，然而绝大多数脂肪（包括饱和脂肪酸）还是来自动物性食物。胆固醇无疑是导致身体不健康的一个重要肇事者，但现实是，人们饮食中的脂肪所起到的作用与胆固醇不相上下，甚至更坏。

饱和脂肪酸和心脏病

心血管疾病——包括心脏病、动脉粥样硬化和中风导致的死亡比其他任何疾病都多，美国每年大约有 100 万人死于心血管疾病，每天就有 2500 人！如果血液流动受到限制，不能到达心脏，就会导致心脏病发作；如果血液无法到达脑部，就会发生中风。

是什么导致血管阻塞呢？是斑块。什么是斑块呢？就是沉积在动脉血管里的身体无法清除的厚厚一层胆固醇和脂肪。可以肯定，既然这些物质会使心血管系统负担过重，它们也同样会对淋巴系统造成伤害。可以肯定，许多其他因素也对心血管疾病的产生有影响，动物性食物并不是唯一的因素，但无疑是最主要的。大量研究无可辩驳地表明，胆固醇和脂肪水平与心脏病直接相关，是预测动脉粥样硬化和心脏病的首要指标。

马克·索伦森博士写过3本内容广泛且富有启发性的书，他在美国犹他州伊文斯创立的美国健身协会，吸引了成千上万的人从世界各地来此重塑健康。谈到心脏病的问题，索伦森博士说："心脏病是一种潜在的疾病，显然是由摄入动物性食物和饱和脂肪酸引起的。这种疾病可以预见，可以预防，可以逆转，是完全可以避免的。"

然而，仍有约50%的美国人死于心脏病，每年有120亿美元用于心脏搭桥手术——其实这么做比什么都不做更糟糕！你应当谨记于心的是，动物蛋白质肯定会提高你的胆固醇水平，而植物蛋白质能降低这一水平！

动物性食物有害的例证

每当我想让人们接受对他们来说较新的信息时，我都会要求他们运用自己的常识，而不是只依靠所谓的"科学证明"。因为，坦率地说，如果有适当的条件和足够的资金，科学家们可以"证明"

一切想证明的东西。一种“科学研究”证实了的假设，很快会被另一种研究推翻，这样的事例在医学实验室里比比皆是。

前面已经举过一个例子，说一本期刊的两项研究分别“证实”了雌激素可以预防心脏病和导致心脏病。再举个信手拈来的例子，说说毁誉集于一身的鸡蛋。在所有食物中，鸡蛋是胆固醇含量最高的，大量证据都证实了这一点。如果科学家要研究被试者胆固醇水平急剧上升的情况，他们就会让被试者吃鸡蛋。事实上，鸡蛋比溶解在油里的纯胆固醇更能有效地提高血液的胆固醇水平！然而，有5项“科学研究”证实，在任何情况下，鸡蛋都不会提高血液的胆固醇水平。请注意，这5项研究恰巧是由鸡蛋企业资助的。

这些例子说明了为什么在决定自己该何去何从时，很难单纯依赖科学研究和科学家的说法，你必须同样重视观察和常识性判断。对待脂肪是导致癌症的主要危险因素这个问题，尤其要注意这一点。目前，在科学界，这个问题是争议的焦点，跟以前一样，专家们意见迥异，半数认为铁证如山，半数认为证据不足。这真让我摸不着头脑，对我来说，脂肪确实是逼疯细胞的危险因素，怀疑这种观点，就如同怀疑地球是圆的一样。我将尽我所能，运用科学数据和常识向你证明这一点。

现在就少吃脂肪

那些相信脂肪是危险因素的科学家认为，现在已经有足够的证据证明脂肪有害，所以应该马上减少其摄入量；那些不相信这一点的科学家承认，是有证据显示脂肪可能是个坏家伙，但是并没有研究结果绝对肯定这一点，所以他们希望进一步的研究能让他们相信事实的确如此，这样一来他们才能做出相应的建议。我属于前者，现在就可以把应该减少脂肪摄入量的所有理由都告诉你，然后由你自己做决定。

1988 年 10 月，美国卫生与公共服务部的《健康与营养部长报告》成为全美各大报纸的头版头条。美国最权威的医生在分析总结了 2500 份关于健康和营养的研究报告后，得出的结论让动物食品业企图不被责难的所有希望破灭了。在报告以及在随后接连不断的采访中，部长先生的意见十分明确：胆固醇和脂肪（动物性食物）严重损害了美国人的健康。他建议：减少动物性食物的摄入，多吃水果、蔬菜、谷物和豆类以增加膳食纤维的摄入量。虽然他并没有把这些食物称为清洁身体的食物，但事实上它们确实是。

随后，美国国家卫生研究院也发布了同样的建议。此前，美国心脏协会和美国国家癌症研究所于 1979 年，美国癌症学会于 1984 年，以及其他至少 20 个官方机构和组织，都先后发布过这样的建议。所有的建议都如出一辙，明确指出动物性食物严重损害了美国人的健康。

紧随肺癌之后，结肠癌成为癌症中的第二大杀手。1990 年，有两项针对饮食和结肠癌关系的重要研究结果问世，二者都对很多人进行了长时间的跟踪研究，分别得出了相似的结论——吃肉是导致结肠癌的主要危险因素。其中发表在《新英格兰医学杂志》上的一项研究声称，在 6 年时间里对 8.8 万人进行了跟踪调查，结果表明：动物性脂肪摄入越多，导致结肠癌的可能性就越大，那些动物性脂肪摄入最多的人罹患结肠癌的风险比摄入最少的人几乎要高出一倍。

主持这项研究的沃尔特·威利特博士说："如果仔细审视这些数据，你会发现最好一点红肉也不要吃。"我认为这项研究没有提到清洁结肠的重要性，而清洁结肠是预防癌症（包括结肠癌）所能采取的最有效措施。动物性食物的胆固醇和脂肪含量很高，而且缺乏膳食纤维，只会引起结肠堵塞、毒素无法被排出。膳食纤维含量高的植物性食物（所有水果、蔬菜和谷类）能为结肠抵抗癌症侵袭提供最好的保护。值得注意的是，蔬菜吃得最多的女性罹患乳腺癌的风险只有吃得最少的女性的 1/10。

1989 年，美国国家科学院也对人们的健康和营养状况提出了建议。科学院花了 3 年时间，研究了 6000 份报告，最终发布了它称之为"本院历史上最明确的饮食建议"，结果完全是卫生与公共服务部那份报告的翻版。

当权威机构得出如此一致的结论时，你就该注意了。医学界这么多人一致地强烈拥护一种他们在 20 世纪 80 年代后期还反对的结论，岂不是清清楚楚地表明，支持减少动物性食物摄入量的证据太多了吗？等他们最终认识到少吃动物性食物有利于人们通过清洁身体来预防疾病，他们就看清了事件的全貌，我们也能够享有真正植根于预防的保健方法了。

数不清的研究表明乳腺癌和脂肪摄入量之间有紧密的联系，而且脂肪摄入量还会对其他可能存在的危险因素产生影响，其中之一就是雌激素。《科学新闻》杂志报道："科学家们不能确定雌激素如何诱发乳腺癌，但是他们一致认为，血液中的雌激素越多，罹患乳腺癌的可能性越大。高脂肪饮食导致女性体内的雌激素水平升高。通过研究对比，肉食女性血液中的雌激素水平显著高于素食女性。如果肉食女性改变饮食习惯，她们的雌激素水平会急剧降低。"

另一个可能诱发乳腺癌的危险因素是绝经过迟，研究显示绝经过迟与食用过量脂肪之间存在着联系。

有一个例子可以充分证明食物中的脂肪能增加乳腺癌发病率。科学文献证实：所有日本女性，不管她们是移居到北美从而改变了饮食结构，还是留在国内却从传统饮食习惯（以蔬菜为主）转向北美饮食习惯（以肉类为主），其乳腺癌发病率都上升了。美国食品药品管理局的《消费者》杂志上的一篇文章说："美国等一些国家的乳腺癌死亡率在全球是最高的，原因是在这些国家中，脂肪和动物蛋白质的摄入量过高。"文章还进一步指出，原先日本女性乳腺癌发病率很低，但是现在大幅升高，这与饮食习惯的西化有关，也就是饮食从低脂转向了高脂。另一项针对日本国内和移居美国的日本女性的脂肪摄入量研究也证实，女性的脂肪摄入量越高，乳腺癌发病率就越高。《新闻周刊》上的一篇文章对西式饮食（牛肉、乳制品及其他富含脂肪的食品）损害日本女性健康的现象发表评论，题目就叫作"炸鸡造成的死亡"。

在这方面，日本女性并不是唯一的受害者。世界各国女性的乳腺癌发病率随着脂肪摄入量的增加而同步增长，这绝非巧合。

美国国家癌症研究所的研究人员重新分析了100个研究脂肪、热量与癌症之间关系的动物实验，得出结论：源自脂肪的1卡路里热量的致癌风险比其他来源生成的热量高67%。对芬兰女性的研究发现，那些后来罹患癌症的研究对象体内源自脂肪的平均热量比例“一直都比较高”。

益处多多的植物性饮食

认识到有些食物——比如动物性食物，会增加你罹患癌症的风险相当重要。同样重要的是，你还应该知道哪些食物含有抑制癌症的化合物。研究者对水果、蔬菜和其他植物性食物的成分了解得越多，就越惊讶于这些化合物的力量，它们可以延缓身体走向衰弱从而防止细胞发疯。下面这句评论来自《纽约时报》的一篇社论：“长期以来，营养学家和流行病学专家观察到，吃素食更多的人罹患癌症的概率要比那些忠实的肉食者低很多。”

我保证你不会在报上看到这样的新闻，声称在猪肉或汉堡里分离出某种特殊成分具有抗癌作用。异黄酮、胡萝卜素、植物营养素、抗氧化剂、膳食纤维及其他很多化合物都来自植物性食物。每次你听说什么新发现的抗病化合物，一定都来自水果、蔬菜、谷类或其他植物性食物。

你肯定听说过自由基和抗氧化剂，让我来给你一个简单易懂的解释。身体中的细胞借助氧气分解蛋白质、脂肪和碳水化合物，在分解的过程中会产生自由基——游离的氧分子。这些氧分子会破坏正常的细胞生命活动，因为它们会在细胞内横冲直撞，寻找适合它们生存的地方，会对健康细胞造成伤害。许多权威人士相信自由基启动了癌症的进程，它是个危险因素。

基思·布洛克博士是芝加哥埃奇沃特医院癌症研究所的医学部主任，他说："高脂肪饮食加速了身体产生自由基的速度，从而使身体的遗传物质遭到更多破坏。"细胞用一种叫作抗氧化剂的化合物保护自己，你可以把它看成警察，它专门负责制服那些自由基。水果和蔬菜里富含抗氧化剂，能够阻止自由基生成或在它们产生危害前杀死它们。高脂肪的动物性食物促进自由基生成，而富含抗氧化剂的水果和蔬菜能预防自由基生成。

你听说过萝卜硫素吗？由于它的发现，报纸上出现这样的大标题：西兰花提取物可以预防乳腺癌。约翰斯·霍普金斯医院的研究人员发现了这种物质并透露给媒体。萝卜硫素这种物质存在于十字花科蔬菜里，如西兰花、菜花、抱子甘蓝和卷心菜等，人们没有在牛排里发现这种物质。

再来看一个引起我注意的报纸标题：橙汁能够对抗乳腺癌，加拿大西安大略大学的最新研究证实了这一点。那么橙汁中哪种成分有这么大的本事呢？就是被称为异黄酮的小分子，在柑橘类水果中都可以发现。

美国加利福尼亚大学伯克利分校的格拉迪丝·布洛克博士考察了约 90 项关于维生素 C 摄入量和癌症关系的研究，她表示："有确切的证据证实，维生素 C 及其他抗氧化剂能保护人体免受癌症侵犯。”柑橘类水果、西红柿、绿叶蔬菜和土豆等，都富含维生素C及其他营养素。另外，布洛克博士还考察了17个国家的170项研究，并得出结论：不管生活在哪里，吃水果蔬菜最多的人罹患癌症的风险比那些吃得最少的人降低了50%。证据如此确凿，以至于布洛克博士把水果和蔬菜看作是预防癌症的有力武器，能够基本扫清癌症这一祸根，就像过去通过提供清洁的饮用水根除了像霍乱这样的流行病一样。

华盛顿的美国国家癌症研究所癌症预防控制中心主任彼得·格林沃尔德博士说：“水果蔬菜吃得越多，就越不可能患上结肠癌、胃癌、乳腺癌甚至肺癌之类的癌症。从预防多种癌症的效果来说，吃蔬菜水果多的人患癌症的风险只有吃得少的人的一半。”

美国《癌症》杂志的戴维·克里切夫斯基博士说：“如果女性摄入足量的β－胡萝卜素及其他胡萝卜素，也许可以预防乳腺癌。”胡萝卜素存在于欧芹、胡萝卜、南瓜、红薯、甜瓜、杏、菠菜、甘蓝、萝卜叶和柑橘类水果里。

加拿大国家癌症研究所的杰弗里·豪分析了12项对饮食和癌症关系的研究报告，得出结论：水果和蔬菜具有保护作用，维生素C摄入量与乳腺癌发生率成反比关系，这一点在所有女性身上表现出显著的一致。

美国《医学论坛》杂志上发表的两项研究表明，水果和蔬菜中的营养素、膳食纤维和抗氧化剂能保护女性免于罹患癌症。其中一项研究的研究对象是310名乳腺癌女性和316名非乳腺癌女性，结果显示那些没患乳腺癌的女性吃水果和蔬菜较多。

布鲁斯·埃姆斯博士是美国国家科学院成员，也是生化学家和分子生物学家，在加利福尼亚大学伯克利分校工作，是设在那里的美国国家环境卫生研究中心主任。埃姆斯博士是世界上论文最常被引用的二十多位科学家之一，他的同事称他为“科学界最富创新精神的思想家之一”。埃姆斯博士认为，水果和蔬菜里的抗氧化营养素能够“抑制处于任何阶段的癌症”，然而“饮食同吸烟一样可以致癌”。

纽约的斯隆－凯特琳癌症中心进行的一项研究发表在1995年10月的《美国国家癌症研究所杂志》上。斯隆－凯特琳中心的威廉·费尔博士说：“研究结果令人震惊。”这就是，人类前列腺癌的肿瘤在摄入21%的脂肪的小白鼠身上生长相对较慢，只有摄入40%脂肪的小白鼠的一半。

现在你该明白了吧？不管怎么说，尽量少吃脂肪、多吃植物性食物是个好主意。

再看一些参与了癌症研究的人士发表的评论：

> 低脂饮食的女性罹患乳腺癌的概率比高脂饮食的女性低，而高膳食纤维饮食的女性罹患乳腺癌的概率比低膳食纤维饮食的女性低。
>
> ——劳伦斯·鲍尔博士
>
> 作家、饮食健康问题专栏作家

> 如果要我指出导致乳腺癌发病率小幅攀升的因素，我会说

是饮食中的脂肪。

——厄恩斯特·温德尔博士

美国卫生基金会主席

说起饮食中的脂肪，几种不同的证据虽然不完全令人信服，但是都指向同一个方向，那就是低脂饮食——脂肪只占全部热量供给的20%——与乳腺癌的低发病率成正比。

——辛迪·皮尔逊

美国女性健康网项目总监

就饮食而言，众多研究者关注的是脂肪与乳腺癌的关系，却没有人研究比这更严重的问题，也就是脂肪和富含脂肪的肉类中含有高浓度的杀虫剂、性激素和类固醇，这些都是人所共知的诱发癌症（包括乳腺癌）的因素。

——塞缪尔·爱泼斯坦博士

芝加哥大学医学中心教授

并没有“易患癌症性格”这种东西，但是某些生活方式确实会产生影响，比如吸烟和高脂饮食。

——吉米·霍兰博士

斯隆－凯特琳癌症中心

有一项研究在6年时间里跟踪观察了1.4万名女性，主要关注她们食用肉、脂肪、蛋白质和其他动物性食物的数量。纽约大学医学中心的保罗·托尼奥罗主持了这项研究，他说：“看起来经常吃肉的人罹患癌症的风险要大一些。我不清楚这是由脂肪还是饮食中其他因素造成的，但我确定这是饮食的问题。”

还有最后这条评论，它很有道理而且符合常识，出自蒂莫西·约翰逊博士在面向美国全国播出的《夜线》节目上的发言：“减少饮食中的脂肪含量很可能会降低你（罹患癌症）的风险。即便我们无法证实这一点，你也应该这么做。”

当然，我不希望给你留下这样的印象，以为所有胆固醇和脂肪都有害，事实上，这两者都是维系生命的必需品。胆固醇本身并非有害物质，身体各个组织都要用到它，大脑、脊椎和皮肤里都有。胆固醇是制造胆碱、性激素、肾上腺素和维生素D的原材料，它与蛋白质结合使脂肪得以运至细胞。胆固醇对生命如此重要，以至于肝脏每天都要生产它来满足身体的需要。只有通过吃动物性食物带进身体的胆固醇才有害。

对脂肪也要区别对待。所有食物里都含有脂肪，这或许让你很吃惊，但是，这是真的，包括西瓜、黄瓜和苹果。饮食中包含一定的脂肪完全必要，没有脂肪，体内的维生素A、D、E和K无法起作用，它们属于脂溶性维生素，B族维生素和维生素C属于水溶性维生素。即便不特意摄入脂肪，身体依然可以通过水果和蔬菜中的糖合成所需的大部分脂肪酸（就像氨基酸是构成蛋白质的要素一样，脂肪酸对脂肪来说也是构成要素）。然而，有两种脂肪酸身体无法合成，必须通过饮食补充，即Omega-6（亚油酸）和Omega-3（亚麻酸）。

Omega-6在饮食中很丰富，水果、蔬菜、豆类、谷物和植物油中都有。我们摄入得不够的是Omega-3，其最好的来源是深海鱼类，如三文鱼、沙丁鱼、鲭鱼、鲱鱼、金枪鱼、剑鱼和比目鱼，还有黄豆、坚果（特别是核桃）、亚麻籽和亚麻籽油、南瓜子、蓖麻籽、西兰花等绿叶蔬菜。我们还不完全清楚Omega-3在体内具体怎样发挥作用，所以对于每日摄入量没有现成的推荐标准。但是有迹象表明，那些经常食用富含Omega-3的鱼类的人，胆固醇水平和心血管病发病率会降低40%甚至更多，而且Omega-3对治疗牛皮癣、关节炎、糖尿病、偏头疼和癌症都很有效。事实证明，它还能降低LDL（低密度脂蛋白，坏胆固醇）水平，提高HDL（高密度脂蛋白，好胆固醇）水平。

有些人通过服用鱼油胶囊来提高Omega-3的摄入量。但是要提个醒，这些营养补充剂有很多潜在问题，服用过多会导致中风，而且有些补充剂还含有胆固醇，会提高血液中的胆固醇含量。另一个人所共知的事实是，鱼油以积聚毒素著称，而我们要避免的就是毒素积聚。关于鱼油，唯一已经明确的是它富含Omega-3。

如此看来，我们的目标并不是清除脂肪，对维持生命来说，有些脂肪是必要的。对健康威胁最大的是过量食用富含胆固醇和脂肪的动物性食物。所以，每天都要检查一下你吃的大部分食物来自哪里，是动物王国还是植物王国。这么做有无可辩驳的理由：如果植物性食物占据主要地位，你将来健康长寿、没有病痛的概率肯定会增加。尽管如此，有人仍在鼓吹极其荒谬的高蛋白质、低碳水化合物、不吃水果的死亡饮食。

中国健康调查

多年以来，上万项研究证实了一个众所周知的事实——人类饮食中的动物性食物会产生负面影响。但一项研究若要令人信服，需要具备哪些条件呢？标准很多，如研究的时间跨度、研究的人数、数据收集的准确性、数据分类的方式、整个研究的严谨性及各个变量对总体结果的影响程度等。

一项研究要在以上各个方面都堪称典范实在太难了，因此几十年来研究人员一直期盼能有一项探讨饮食和健康关系的大规模研究，在方方面面都具有权威性，使每个人都觉得无可置疑。一项完全符合要求的研究终于问世了，它开始于1983年，并于1990年中期公布了第一个7年的数据。这项研究被称为康奈尔－牛津－中国营养、健康和环境调查，简称中国健康调查。对于这项非凡的研究有许多评论，有人称它为“流行病学的巅峰之作”，另一篇文章把它叫作“冠军饮食”，誉其为“健康研究史上最缜密、最令人信服的研究之一”。

演讲时，我总要询问听众里有多少人听说过中国健康调查，可即使在超过千人的会场，举手的人也寥若晨星。按这项研究对世界人民的重要意义和潜在益处来说，它该出现在全球各大报纸的头版头条，成为各个新闻频道至少一周的主打节目，确保全球每个公民都了解它。

如果说起在饮食与健康关系的研究领域真正的英雄，非科林·坎贝尔博士莫属，他是美国康奈尔大学的营养生化学家，是中国健康调查的策划者和协调人。坎贝尔博士从事饮食和健康方面的研究近 40 年，在撰写美国国家科学院 1982 年里程碑式的报告《饮食、营养和癌症》中发挥了关键作用。这份报告第一次“正式”建议在人们的日常饮食中减少 25% 的脂肪摄入量，随后美国国家癌症研究所、美国癌症学会、美国癌症研究协会都采纳了这一指导原则。尽管坎贝尔博士在研究健康与饮食关系方面的革命性创见屡遭排斥，但他的决心和目标从未动摇，依然尽职尽责、百折不挠，并最终走到了这个领域的前沿，成为一位世界顶尖的营养学家。

让中国健康调查鹤立鸡群的因素很多，其中之一是这项研究的范围很广。坎贝尔博士同牛津大学的研究人员、中国政府委派的研究人员一起，对 6500 名中国公民进行了为期 6 年的追踪观察，获取了关于五十多种疾病死亡率的最广泛数据，这使得中国健康调查成为迄今为止针对大规模人群进行的最复杂的研究。

这项研究最引人注目的地方，也是它的可信之处，无疑在于中国人的生活方式。在研究持续期间，中国人的两个特点使这项研究称得上严谨：一是他们通常不会四处迁居，而是在出生地生活，在出生地死亡；二是他们的饮食习惯很少改变，一生基本上吃同样的食物，变化很少，日常饮食也很简单，只吃应季的东西。这些因素使研究人员能够针对大规模人群进行长期研究。

你可能非常熟悉“富贵病”这个词，这些病包括心脏病、癌症、糖尿病、骨质疏松症和肥胖症。在世界各地，如果当地人富足到可以追求基本需求之外的口腹之欲，这样的疾病就会流行起来。在美国，富贵病很普遍，而在此项研究持续期间的中国，则根本不存在或者不太常见。

一个国家越富有，工业化程度越高，人民就会消耗越多的动物性食物和精制食品，这已不是什么秘密。美国人每天消耗 1600 万只动物、1.65 亿个鸡蛋、500 万千克鱼和 1.57 亿千克乳制品！美国是世界上富贵病最流行的国家。与之对比，此项研究持续期间的中国人基本上吃的都是清洁的食物——蔬菜、谷物和豆类，吃一点鱼，不吃乳制品。极其重要的是，以前中国人饮食中只有 7% 的蛋白质源自动物性食物，而美国人 70% 的蛋白质都源自动物性食物，相差 10 倍之多！

美国人吃这么多动物蛋白质的主要原因是，他们多少年来已经习惯于相信，每天甚至每顿饭摄入的蛋白质对于维护健康必不可少，而动物性食物是最好的蛋白质来源。因此，许多人每隔 4 小时就往动脉血管里输送脂肪和胆固醇。这就好比一个汽车制造商想方设法通过虚假广告要你相信，除非买他们的车，否则你不可能买到一辆安全的车。尽管你可以从别的地方买到同样安全甚至更安全的车，但是他们的宣传如此有效，以至于你根本不敢从别的地方买车。

认为从植物王国里很难获得充足蛋白质的想法，是那些靠卖动物性食物赚大钱的行业及其雇用的“专家”编造的彻头彻尾的谎言。多年以来，数百万美元被用于熏陶和培养你的习惯，使你一想到蛋白质，自然就想到肉类及其他动物性食物。素食者常被问到这样的问题：“你从哪里获得蛋白质？”好像不吃动物性食物，就无法获得这种营养素。

中国健康调查彻底粉碎了这种利益驱使的营养神话，极具权威性的美国国家科学院出版了《健康饮食：美国膳食营养委员会关于减少患慢性病风险的指导手册》，作者保罗·托马斯写道："肉食中没有什么营养素是别的食物无法提供的。"威廉·康纳博士是作家，也是位于美国波特兰的俄勒冈健康科学大学内分泌、代谢和营养系主任，他总结得很好："公众都觉得动物蛋白质最好，却没有意识到植物中含有优质蛋白质。有生命的东西都含有蛋白质。"说到底，我们吃的那些动物，他们的蛋白质不也是从植物那里来的吗？

在中国，由于人们体内的脂肪和胆固醇水平都很低，心脏病发病率低到几乎可以忽略不计。中国健康调查显示，低脂肪和低胆固醇饮食不仅能够防治心脏病，还可以防治结肠癌。动物性食物吃得越多，人类患病的风险就越大。

在中国，肥胖者很少见。尽管中国人比北美人摄入的热量多20%，北美的胖子却比中国多25%！我早就坚信热量不是肥胖的决定性因素，为此还受到过攻击。中国健康调查及另外一些数据（参见马丁·卡坦博士的《T因素饮食》一书）显然支持了我的观点。热量不会使你发胖，脂肪才让你发胖。不幸的是，脂肪还可以导致死亡，这一点不断得到印证。研究人员证实，随着肥胖率上升，死亡率也在上升。

另一个全球关注的焦点问题是骨质疏松症，也就是骨骼由于钙的流失最后变得疏松脆弱，以至于开车颠簸一点骨头都会折断，女性在这方面的问题尤其严重。正像每当提到"蛋白质"一词，我们就会习惯性地想到肉类一样，我们也习惯性地认为乳制品是最好的钙源，食用乳制品可以很好地预防骨质疏松症。这正是靠贩卖乳制品赚取数亿美元的乳制品业想让你相信的东西，而这显然又是一个谎言。不争的事实是，蛋白质含量高的肉类和乳类会使血液呈酸性，分解骨骼里的钙，酸性血液导致身体流失的钙多于吸收的钙，欠缺的部分必须由体内的钙储备——主要是骨骼——补齐，这无疑将导致骨质疏松症。这并非什么新消息，早在1920年人们就知道吃肉获得的蛋白质会造成钙的流失。幸运的是，从蔬菜那里获得的蛋白质不会对钙平衡造成负面影响，还能防止钙流失。

吃乳制品来防止骨质疏松症的女性必须注意以下这个有充分证据支持的事实：世界上消耗乳制品最多的国家骨质疏松症的发病率最高，消耗乳制品最少的国家骨质疏松症的发病率最低！美国是世界上消耗乳制品最多的国家之一，骨质疏松症的发病率也最高，发病人数在1500万～2000万人，每年仅因为髋部骨折就至少夺去2万人的生命。

在中国，骨质疏松症根本不是问题。那么中国人吃的乳制品有多少呢？根据法国国家卫生与医学研究院的农业科学家和营养学家蒂尔里·布龙博士的说法："中国人以前不喝牛奶，也不吃乳制品，然而中国却是世界上骨质疏松症发病率最低的地区之一。"

科林·坎贝尔博士指出："预防骨质疏松症不需要靠乳制品补钙。大多数中国人不吃乳制品，实际上他们从蔬菜中获得了钙。中国的研究数据表明，人体需要的钙比我们认为的要少，从蔬菜中就可以获得足够的钙。"正如前面说的，我们吃的那些动物，它们不也是这样得到钙的吗？

多少年来，你一直处在乳制品业及其雇用的“专家”的强势宣传下，女性更是如此。他们恐吓你，使你为了不患上恐怖的骨质疏松症，不得不吃乳制品。既然蛋白质和乳制品能使骨骼变疏松这一事实已经日渐清晰，上述这些欺骗性宣传的有害性终将被证实。

动物性食品业惯用的另一个恐吓伎俩是，声称红肉及其他动物性产品是铁的最佳来源，如果不吃动物性食物，就有可能贫血。事实是，即使在素食者身上，缺铁性贫血也很少见。研究显示，素食者体内的铁同肉食者体内的一样多甚至更多，而且，能够促进铁吸收的维生素 C 存在于植物性食物里，而不是动物性食物里。

中国健康调查在这方面也提供了急需的证据，那些“膳食纤维摄取量高的人血液中的铁含量也高”。你必须清楚，红肉及类似的其他动物性食物都不含膳食纤维。中国健康调查也显示：“预防缺铁性贫血无需吃肉，没有贫血症状的普通中国人比美国人摄入的铁多一倍，可是大多数都来自植物性食物。”

另一个重要发现是，美国女性的乳腺癌死亡率比中国女性高出惊人的 4 倍，相当于死亡率高达中国女性的 500%。中国女性摄取的蛋白质只有 7% 来自动物性食物，而北美女性摄取的蛋白质有 70% 来源于动物性食物。

中国健康调查的结果

这项非凡研究的结果再清楚不过了。多年来，由动物性食品业发起的大量受利益驱动的宣传让我们应接不暇，它们对以动物性食物为主的饮食大加赞扬，对身体中毒素堆积和健康状况恶化起到了推波助澜的作用。动物性食品业得了好处，我们却没有。事实已经很清楚：动物性食物吃得越多，引发的疾病就越多。

坎贝尔博士在第一版调查报告中指出："在中国的少数地方，肉类和乳制品的消耗量已经开始增加（显然是那些西化程度高的城市），紧接着癌症、心脏病和糖尿病的发病率就增加了。一旦人们开始食用更多的动物性食物，一切不幸也就开始了。"

那些动物性食物吃得少的人得病的风险较低，那些动物性食物吃得多的人患富贵病的概率高，这在严密的中国健康调查中得到最清晰的体现，动物性食品业再怎么故弄玄虚地宣传也无法更改这一事实。一个有趣的现象值得注意，动物性食物中没有而植物性食物中才有的复合碳水化合物，是唯一一种与那些可怕的疾病没有任何关系的食物。

现在，我们从各方面获得的建议都是减少胆固醇和脂肪含量高的食物（动物性食物）的摄取量，增加膳食纤维含量高的食物（水果、蔬菜、豆类和谷物）的摄取量。记住，动物性食物富含能堵塞身体的胆固醇和脂肪，却没有半分能清洁身体的膳食纤维。换言之，动物性食物与全球研究人员建议我们吃的东西几乎截然相反。

在策划了中国健康调查之后，在花费 7 年时间对这项研究的数据进行汇总和分析之后，在亲眼看到这项研究的结果之后，坎贝尔博士建议我们怎样预防疾病、维护健康呢？在饮食方面，他建议：

“改变饮食，从植物性食物中获得 80%～90% 的蛋白质，从动物性食物中获得 10%～20%。主要吃植物性食物，如水果、蔬菜、谷类和面食。要点是把动物性食物作为调剂和陪衬，而不是主要食物。”

在运动方面，坎贝尔博士建议：“多运动。中国人的身体活动比美国人多得多，他们每天都骑自行车。”这些是你将要了解的健康计划（参照本书第二部分）的基本指导原则。

坎贝尔博士对自己在中国健康调查中的体会总结如下：“我们必须意识到人类基本上属于素食物种。这项研究说明，像美国这样的工业化国家能否改变自己的肉食癖，最终可能会成为比医生、药物和人寿保单更能影响人类健康的因素。”

很多人已经降低了动物性食物的摄入量，不管这是出于直觉认为应该减少肉类和乳制品的摄入量，还是由于越来越多有见识的医生鼓励这种做法，抑或是由于无数支持这种改变的研究结果已经慢慢为公众所知。总之，人们现在吃的动物性食物没有以前多了，这是不争的事实。你是不是经常听别人这么说，或者你自己就这么说过：“我现在吃红肉少了，吃鱼和鸡比较多。”这是一种潮流，而且医学界内外支持和鼓励这一潮流的专家正飞快增多。

如果你觉得这个问题还没有定论，或者“专家”们意见不一致，就没有开始行动，那么现在是行动的时候了。除了那些从动物性食物中获利的人以外，很难找到任何人认为减少动物性食物不明智。就拿美国饮食协会来说，在它关于素食的意见书中清晰地表达了，即使想成为一名严格的素食者，你也完全有把握通过广泛食用非动物性食物获得充足的营养。如果做个素食者都很安全，那么只减少一点肉食显然不会有问题。

就在10年前，你根本想不到某些地方会发表关于素食的言论，现在却都冒了出来。你能猜到下面的看法出自何处吗？

“人类从本质上说不是食肉动物，尽管我们觉得自己是，而且也这么做了。我们杀死动物作为食物，它们反过来也杀死我们，因为它们的肉原本不是供人类这样的食草动物享用的。”

这些话是不是美国众多动物保护组织的一个领导人说的？不，这是威廉·罗伯茨博士的话，他是美国乔治敦大学的临床医学教授、美国国家卫生研究院心脏病学首席专家，还是保守的主流医学期刊《美国心脏病学杂志》的主编，以上言论出自这本期刊的一篇社论。这让我们不禁想起，以前自己是怎么被误导的。

有时候改变很难，尤其当这种变化与我们几年甚至几十年的一贯做法相抵触时。但是，在全面减少动物性食物的摄入量方面做出改变，只会带来一个长期效果：更健康、更长寿、没有病痛的生活。正是由于这个原因，CARE原则之一就是如何用最有效、最便捷可行的办法做到这一点。

正如第五章说的，淋巴系统对预防所有疾病都具有无比宝贵的作用。既然这样，以下两件事应该成为重点：第一，尽你所能地减轻淋巴系统的负担；第二，尽你所能地优化淋巴系统的活动。

关于第一点，我们知道淋巴系统的一大基本功能就是吸收消化道里的脂肪。脂肪摄入量越大，淋巴系统的工作就越繁重，身体堵塞的情况就越严重，淋巴系统用于清洁和排出废物的能量就越少。所以，工作量越少越好。

关于第二点，你能做一件事来直接帮助和支持淋巴系统优质而高效地运转，这是健康生活方式不可或缺的因素，对淋巴系统的活动极其重要，这当然就是——运动。

第九章

运　动

等一下！先别跳过这一章。说什么“是该运动，我知道，以后再读这一章吧”，请你现在就读一读！“以后”说不定就变成了“从不”，而且我保证，这不是某个名人的健身教程，不会让你累得眼冒金星，因为我很清楚，如果你现在不运动，下一次劝告你最好开始运动恐怕会让你练得气喘吁吁。

我要做的就是讲一些你可能还不太了解的运动知识，并向你提供一种简便有效的运动方式，这样你就不可能坐着不动了。再说，我写的是保健方面的书，不可能只字不提运动，健康生活和经常运动之间的关系毋庸置疑。想想这个事实，在各种原因导致的死亡人数中，有运动习惯的人还不到不运动的人的1/3。而且，经常进行体育锻炼，哪怕是最少量的活动，都对获得健康活力至为关键。原因就是，运动有助于淋巴系统达到最佳的运转状态。

心脏作为心血管系统的中心，就像水泵一样推动着体内血液的循环。与此不同的是，淋巴系统没有这样的泵。但是，淋巴液如同血液一样，必须不断在体内流动。而且，体内的淋巴液是血液量的三倍多。那么，是什么在淋巴系统中起到了心脏在心血管系统中所起的作用呢？就是体育锻炼，是运动！当然，淋巴液要流遍全身，还要靠淋巴管壁肌肉和呼吸的帮助，但是运动在其中起的作用再怎么强调都不为过。这一信息使我们对于经常运动的必要性有了全新的认识。

不管有没有运动，多数人都知道运动在维持健康生活方面的价值。发表在《美国医学会杂志》上的一项最重要、最令人信服的研究证实了这一点。这项研究由一群资深研究人员负责，包括运动学权威肯尼思·库珀博士，他们在八年多的时间里研究了 13 000 名男性和女性的运动习惯，并通过跑步机锻炼来评估他们的体质情况。研究表明，体质最弱的男性死亡率是最强健男性的 3 倍；女性的这一比值超过 5 倍。数据显示，体弱的男子变强壮后，死于各种疾病的风险可以降低 37%；女性则可以降低 48%。这些数字绝对不容忽视！

然而，虽然这项研究及许多别的研究都证实了运动可以延长生命，但是最新统计数据显示，美国只有不到 10% 的成年人每周至少有强度地运动 3 次。为什么呢？这肯定不单单是宣传的问题，不运动的人都知道他们需要运动。

有多少次你听过或自己说过："我知道我需要锻炼，但是……"直说吧，人们不运动可能有很多原因，生理的、情绪的、心理的，等等。我们没有必要探究所有的原因，重要的是想办法让那些最不愿运动的人有足够的积极性动起来。

如果你已经在运动，那么无论多少都很好。我要做的是让那些几乎没有什么运动的人行动起来。这并不难，没理由惧怕。你不必加入健身俱乐部，或是参加有氧健身操课。我不是建议你成为世界一流的运动员，但是下面我说的话可是很实在的！你真的愿意尽你所能获得健康活力，过上没有病痛的生活，无需忍受疾病带来的疼痛、不安和折磨吗？如果你的答案是肯定的，而且你够认真，你就必须尽可能地让淋巴系统高效运转，而经常运动是实现这一目标的重要因素。就是这样，没有别的途径，运动是关键。

散步

有一项积极的体育锻炼能够带给你运动具有的全部益处，任何人几乎在任何时间、任何地点都可以进行，无论身体状况如何，也不需要专门的设施，非常简单方便，那就是——散步！

散步的短期效果和长期益处都可以与其他有氧运动（包括慢跑）相媲美。慢跑时，脚着地时承受的力量是体重的 3 ~ 4 倍；而散步时，总有一只脚踩在地上，所以脚着地时的受力只有体重的 1 ~ 1.5 倍。慢跑的人随着年纪增长，会越来越多地出现膝盖、脚踝和背部的伤痛，而散步对关节和骨骼的作用力要小得多。

在全世界，散步一直都是深受欢迎、广泛认可的保健方式。19 世纪末 20 世纪初，美国最累人的比赛项目是“六日竞赛”。爱德华·佩森·韦斯顿是当时最著名的竞走冠军，在比赛中他通常要走约 250 千米，一路上都有他的粉丝站在路边为他加油。1904 年，他 71 岁时，还从西雅图徒步到纽约横穿了美国，耗时 104 天，每天平均约走 25 千米。韦斯顿先生于 91 岁辞世，他留下的“晚间保健散步”已成为美国人生活的一部分。

与他同时代的西奥多·罗斯福被认为是有史以来最健康的美国总统之一。积极运动使他得以战胜幼年时严重的健康问题，终其一生他都坚持运动，也鼓励别人运动。1909 年他卸任前，还用 3 天徒步行走了 30 多千米，以证明自己身体健康。

20 世纪初，心脏病变得越来越流行。在当时，这种致命的健康问题完全被误解了，医生认为是体力劳动导致了心脏衰竭，因此令人惊讶地要求心脏病患者避免体力活动。他们告诉患者多休息，不要活动，这可真是最糟糕的建议了。心脏是由肌肉构成的，经常运动才能保持强健，才能变得更强健。但是又等了 30 多年后，人们才明白了这个道理。

1924 年，保罗·达德利·怀特博士创建了美国心脏协会，他被认为是“美国心脏病学之父”。令同事震惊的是，怀特博士认为散步不仅没有危险，实际上还绝对有益，所以应该鼓励人们每天散步。要知道，他说这话时，心脏病患者还被迫要尽可能安静地在床上躺 6 个星期！医生的理论是，心脏需要这么久的时间才能恢复健康。

怀特博士对这个卧床休息的理论提出了异议，因为他注意到如此长久的静卧引发了很多并发症。毕竟，人体优美的构造专为运动而生，无法适应6个星期的静卧。又过了30年，医治心脏病患者的手段才有了实实在在的改变。当然，怀特博士早就鼓励他的病人下床散步了。

也许最著名的心脏病风险因素研究，就是20世纪50年代在美国马萨诸塞州的弗雷明汉开展的一项研究。在那里，研究人员花费三十多年时间研究了约1万人，积累了丰富的资料。研究显示，运动在预防心脏病方面具有重要作用。随后开展的很多研究都证明了这一无可回避的事实：经常性的体育运动是健康的保证，对预防心脏病——美国人健康的头号杀手——非常必要。美国疾病控制中心的一项研究显示，不运动的人罹患心脏病的风险要比运动的人高一倍。

散步是最理想的有氧运动，能为血液补充氧气，然后再将氧气依次供应到体内所有的细胞里。生命首要的前提就是空气。如果没有食物，生命可以维持几周；没有水，可以维持几天；可是没有空气的话，就只能维持几分钟。在人体内，心脏、肺和血管一起协调运作，把维系生命的氧气运送到身体各个部分。

当你走路时，利用的是身体的大部分肌肉，这使得身体的整个输氧机制比休息时工作得更卖力。如果持续运动下去，假以时日，整个系统就会越来越强健、效率越来越高、越能更好地完成各项职责。在人的一生中，散步是降低心血管疾病风险的最好方法。除此之外，散步还可以刺激淋巴系统的活动，而你将成为真正的赢家。

最近的研究显示，即使最少的、最不规律的散步都能让人获得极大的好处，这真是鼓舞人心、令人激动。虽然常识告诉你运动得越多、越积极，获得的好处就越多。但值得一提的是，运动量即便很少，也还是有益处的。发表在《美国医学会杂志》上的首项相关临床研究显示，有规律的每次持续散步一小时就可以降低女性罹患心脏病的风险。按照距离计算，散步实际上是燃烧脂肪的最好方式，步行 2.5 千米消耗的脂肪比快跑完相同的距离消耗的更多。同一期杂志的社论指出，一周快走 3 次，每次 20 分钟，益处多多。《运动习惯》一书的作者詹姆斯 · 加文博士坚信："每天多做 10 分钟运动，就能使一个人罹患心脏病的风险降低 80%。"

想想本书、本章的主题，就可以想到一天我看到《纽约时报》上一个大标题时的兴奋劲儿：研究显示运动与乳腺癌发病率降低有关。这一研究结果刊登在《美国国家癌症研究所杂志》上，里面写道："一项全新的研究发现，少量但有规律的体育锻炼能使女性绝经前的乳腺癌发病率下降 60% 之多。"《NBC 网络新闻》节目对这项研究进行了讨论，并在节目中表示："研究人员认为，运动是女性降低乳腺癌风险最重要的手段。"

3 年后，《新英格兰医学杂志》发表了一篇报告，描述了另一项重要研究，该研究对 2.5 万名女性进行了 14 年的跟踪研究，得出的结论是："与坐着不动的女性相比，每周至少运动 4 小时的女性罹患乳腺癌的风险要低 37%，而且运动越多，患病的可能性越小。"哈佛大学癌症预防中心的主任说："这是最新、最有力的证据。"所以，再也没有理由不散步了。

开始散步

我推荐的散步计划在很随意、很轻松的情况下就可以满足身体对运动的需要，支持你努力获得健康。这不是比赛，没有人给你打分，没有人监督，也没有人检查。利用这个机会，你可以做自己内心深处认为重要的事，没有压力，无需内疚，做多做少由你决定，以自己感觉舒适为度。记住，任何运动都对身体有益！

你要做的就是与自己达成协议，一定要做些运动，目标应该是逐渐增加运动量，达到每周散步 3 ~ 4 次，每次随意走动 30 ~ 45 分钟，速度由你自己决定。这就够了！刚开始的时候，让散步成为实用的活动也许更容易些，比如去商店买些不太重的日用品等。有时候，有目的或有目标的散步，会让你更容易习惯散步这项运动。

你也可以用其他方式将散步融入生活中。比如，早一点出门去上班，把车停在离办公地点约 1 千米远的地方，然后走着去上班，下班时再走回来开车。这两次散步不仅可以满足你一天的运动量，而且可以使你进入办公室时精力充沛，回到家时仍然兴致勃勃。你也可以把散步跟午餐结合起来，特别是冬天时早晨和傍晚都很冷，你可能不愿意出门。

另外，一有可能就走楼梯而不要乘电梯。爬楼梯是很好的运动，同时还可以保持漂亮的腿形。即使爬楼梯的时间很短，你依然会从中受益。你还可以开车去公园，专为在新鲜的空气和愉悦的环境里散散步。无论何时或者以何种方式，只要你可以走路，就走吧！不管走多少，都会使身体更强壮，由此产生的心理上的成就感也是千金难买的。

散步的注意事项

为了达到最好的效果，保证散步的过程尽可能愉快和有效，请注意下面这些事项：

1. 成功散步的第一点，也可能是最重要的一点，就是穿合适的鞋子。与很多人的想法不同，散步并不是慢速的跑步，走与跑是两种完全不同的运动，力量的转移完全不一样。跑是脚跟快速着地的运动，脚部受力较大；而走是相对慢得多的循环运动。跑鞋应该柔软一些，散步鞋应该硬一些。正如跑步、打网球、踢足球和其他体育运动都需要专门的鞋子，散步也一样。请严肃对待散步这件事，购买合适的鞋子。在这方面省钱就大错特错了，因为事关重大！买一双好鞋将物有所值，你会一直感觉很舒适、很享受，并受益良多。

我发现有一种鞋子很好。它不仅非常舒适，而且拥有一项专利，在脚掌和脚跟部位都有胶垫，可以把垂直的作用力分散成水平力，从而吸收冲击、消除震动。

大名鼎鼎的篮球明星里克·巴里穿的就是这种鞋。由于他的篮球生涯和几次膝盖手术，里克的膝盖里根本没留下软骨组织，就只有骨头。他擅长运动，如打篮球、打网球，也喜欢慢跑。然而，由于膝盖里没有软骨，对于喜爱的运动他每次只能玩很短的时间，即便如此也会给他带来相当大的痛苦，必须停下来休息、敷冰袋。他告诉我，他已经接受了这个事实，就是再也不能随心所欲地进行体育运动了。但是后来有了这种胶垫运动鞋，里克现在可以活动数小时却没有任何不适，也不需要敷冰袋了。没有疼痛，没有损伤，很神奇吧，用里克的话来说，这对他来说是一个“真正的奇迹”。

2. 当室外很热时，请在清晨和傍晚出去散步。在一天最热的时候散步可不是个好主意，因为这样不仅会直接吸收太阳的热量，还会从地面上吸收热量。一个有趣的现象是：在早晨运动的人有 75% 能够坚持下来；在其他时间运动的人只有 25% 能够坚持。

3. 别太心急！开始要放轻松。慢慢开始，积蓄力量，如果你不经常运动，尤其要注意这一点。头一两周或者头一个月，你也许一次走不到 30 分钟或者一周只能走两次。没关系，你不需要向任何人证明什么，记住，美国只有不到 10% 的成年人每周积极运动 3 次！

你在运动，这个事实就足以让你成为少数的精英之一，并值得赞扬。你的肌肉摆在那里就是要用的，要不了多久它们就会适应新的运动，且习以为常。当然，最初你会感觉肌肉酸痛，但这是“好”的疼痛。可以这么说，刚开始使用这些一直不活动的肌肉时，需要一个“磨合”的过程。洗热水澡对缓解初期的拉伤有奇效。

4. 如果室外风很大，那么开始散步的时候要逆风而行，返回的时候要顺风而行，这样就可以防止因运动出汗而着凉。

5. 摆动双臂可以帮助血液循环，使心脏更强壮。你有没有注意到音乐指挥家的寿命有多长呢？每当我听说哪个指挥家去世时，他通常已经八九十岁了。指挥家一生都在挥动手臂，他们很少患上心脏病。伦纳德·伯恩斯坦不幸六十多岁就去世了，但这和他抽烟有关。

6. 运动的时候最好是空腹。消化需要能量，会影响你的运动能力。水果是个例外，消化起来只需很少的能量。

7. 脱水对任何形式的运动来说都是个很实际的问题。你必须喝水以补充身体需要，因为身体 70% 的部分都是水。正常情况下，身体每天会失去 2.3 ~ 2.8 升水；如果运动的话，就会达到 4.6 升。应该喝水，而不是软饮料、运动饮料，或者别的含有损害健康的化学物质的饮料。散步之前喝一杯水，之后再喝一杯，如果觉得有必要就再多喝一些，多了总比少了要好。

8. 散步时或散步之后伸展身体是一个很好的习惯。伸展身体可以缓解肌肉僵硬，增加肌肉的运动幅度，预防运动损伤。你只能在热身后伸展身体，而且千万不要抻得太过度而引起疼痛。伸展身体有很多益处，动作也有数十种，下面 3 种可供你尝试：

● 弯腰触碰脚趾，伸展腿后面的筋腱。如果你不能碰到脚趾，尽可能往下伸展就可以了。保持 15 ~ 20 秒，再慢慢直起身来，千万不要一下子站直。

只要你经常练习，很快就能轻松地触到脚趾，速度之快会令你感到惊奇。

● 伸展大腿。左手扶住支撑物，右手把右脚从身后拉向臀部，然后换另一侧。

● 伸展小腿。前脚掌着力站在台阶边上，然后将重心快速移向脚跟。

以上 3 种伸展运动都可以重复做，无需担心身体会伸展过度，可以想做多少就做多少。

散步最吸引人的一面是方便，在哪里都可以走——街上，住所周围，办公室附近，树林里，公园里，或是乡间小路上。无论你身在何处，只需一双好鞋子，就可以进行这项延年益寿的运动，并从中受益。如果觉得太热或太冷不能散步怎么办呢？很多大型购物中心开门很早，那里的温度总是很适宜，地面光滑平坦，光线充足，还很安全，就好像是专为散步而设的。

散步的好处

不管从哪方面看，散步都是一项非常好的运动，可以给你的生活带来各种积极影响。从散步中，你确实可以获得可观的好处，看看都有什么：

1. 散步有助于增强心脏和肌肉的力量，提高它们的工作效率。

2. 最近的一项研究显示，散步可以降低胆固醇水平。

3. 散步像别的运动一样，可以提高活力、增强耐力，身体的力量、灵活性和平衡能力也会得到改善。

4. 散步确实可以提高骨密度。骨骼像肌肉一样，通过经常运动可以变得强壮。经常运动可以降低患骨质疏松症的风险，这已经是众所周知的事实。

5. 散步加上健康的饮食有很好的减肥效果。隔天散步 45 分钟，一年下来可以燃烧约 8 千克脂肪。

6. 据詹姆斯 · 里普博士说，散步可以降低高血压的发病率，对糖尿病患者也有好处。

7. 散步同其他运动一样可以促进睡眠。

8. 美国盐湖城一家医学中心的研究表明，饭后进行像散步这样不太剧烈的运动可以帮助食物更快地通过胃部，有助于缓解轻微的消化不良。

9. 美国阿巴拉契亚州立大学的一项研究表明，如果女性每天散步 45 分钟，感冒痊愈的速度比不运动的女性快一倍。

10. 据《伯克利健康通讯》称，散步是改善背部健康状况的最佳运动。

11. 散步可以缓解压力。美国马萨诸塞大学康体中心的研究人员发现，人们快走 40 分钟后，压力水平平均降低了 14%。在贝蒂 · 福特戒毒戒酒康复中心，散步是治疗方案的一部分。

12. 位于圣地亚哥的加利福尼亚大学运动、生理和人类行为实验室的一项研究显示，35～65 岁经常运动的健康男性，与那些不运动的人相比，拥抱、亲吻妻子的次数更多，性生活和性高潮的频率也更高。

13. 给 60 岁以上的人服用生长激素可以减少脂肪，增加骨质，改善皮肤状况，并彻底改变其他许多明显的衰老迹象。人工生长激素价格昂贵，而且有严重的副作用，可是，每天只需散步 20 分钟就可以刺激生长激素的产生。

14. 散步可以降低血压。

15. 散步可以降低罹患结肠癌的风险。

16. 散步可以增强防御系统。

17. 散步可以促进淋巴系统运转，你已经知道，淋巴系统对预防疾病非常重要。

经常运动，比如散步，可以改善你的精神和情绪，从而影响生活的其他方面，这是运动最大的回报。

我们都知道运动很重要，如果我们不运动，不光生理上会受苦，精神上也会痛苦，在内心的某个角落，我们会怒斥自己没有做该做的事。当你开始散步时，一切都发生了改变。你再也不会因为意识到自己运动不足而愧疚，倒会因为自己运动了而感到骄傲；你的自信将稳定增长，一种积极的情绪将在心中产生；你开始焕发出幸福和健康的神采，因为你真的更幸福、更健康了。你的健康水平越来越高，世界上最富有的人花多少钱也买不来这种健康的感觉，因为它的价值超越了金钱。从现在开始，你只需花上一双鞋子的钱就可以拥有这种感觉。努力吧，它值得你一试！

无论是散步还是其他形式的运动，都贵在坚持。用适合你的节奏进行，不要给自己压力，不要让它成为悬在你头上的繁重责任。如果你慢慢开始，适度参与，散步就会逐渐变成你日常生活中的一部分，就像早晨起来要穿衣服一样自然，你会盼着去散步，如果没有去，还会觉得不自在。探索散步的奥秘吧，让它成为你生活的一部分！你永远都不会为此感到后悔。

其他运动

还有另外两种值得注意的方式也有助于促进淋巴系统的运转。第一种方式是一种叫作淋巴排毒按摩的技术。找一个合格的深谙此道的按摩治疗师，对身体的几个部位进行按摩，包括腿、手臂、躯干和颈部，这可以直接帮助淋巴系统清除体内毒素。

第二种方式是弹跳运动。你可以花很少的钱买到迷你蹦床。弹跳可以在很大程度上帮助你预防疾病，这算得上是世界上最划算的交易了。

弹跳非常容易。只要轻轻地上下跳跃，就可以改变身体每次的弹跳速度和方向。在下降的最低点，淋巴系统的所有单向阀门都由于受到压力而关闭。在上升的最高点，阀门打开，淋巴液可以在身体开始下降时快速流动。每个阀门打开的时间一致，这为淋巴液的流动创造了条件。每天只需弹跳 5～6 分钟就可以获得不可估量的益处。保罗·亚尼克博士说："我所有的病人都做弹跳运动，我认为这是促进淋巴液循环和排毒的最佳方式。与许多别的运动方式不同，弹跳运动不会让运动者感到非常劳累，但运动效果却非常明显。"

你应该尽可能地协助淋巴系统工作，因为只要付出一点努力就可以长久受益。现在就开始吧！你的身体将以焕然一新的健康状态来回报你。

第二部分
CARE计划

第十章

关于CARE计划

一项预防疾病的计划，无论听上去有多么了不起，无论支持它的论据有多么强的说服力，无论实施它之后的结果有多么诱人，如果没有简便易行的措施和立竿见影的效果，那么所有美妙动听的承诺都将成为空谈。数十年来，我们听过数不清的劝告，一遍又一遍地告诉我们，为了获得最佳健康状态，我们必须做什么，以及为什么要这样做。知道做什么和知道为什么尽管相当重要，假如没有同时告诉你怎样做才能获得想要的结果，那么并没有太大帮助。

CARE 计划是获得健康活力的新途径！这一计划的核心是 3 项原则，如果坚持实施，这些原则很快就能证明自身的价值。你的健康状况将会好转，而且支持这一大胆理论的证据将会明白无误地显现出来：你将感觉更健康，看起来更有活力，而且淋巴系统也将保持清洁并高效运转。

然而请记住，尽管有时候身体会由于清除了废物和毒素而奇迹般地好转，但并不存在什么神奇药方。这些“奇迹”完全是身体在获得你的帮助后自然而然创造出来的。如前所述，要想发生变化，就必须做出改变，道理就是这么简单。如果你希望自己的健康状况比现在好，就必须做出一些改变，让理想变成现实。

我发现，在寻求变化时，特别是当这种变化涉及调整饮食的时候，人们常常会对自己施加过多的压力。出于某些原因，人们会陷入孤注一掷的状态，彻底地投入新方式中，并且过于严格地限制自己，用不了几个星期就精疲力竭，很快又回到不好的旧习惯中去了。而他们生活中唯一的变化，就是由于渴求健康而进行的最新尝试没能成功，心中增加的愧疚。

在开始尝试后面描述的 3 项原则后，有些人可能会出现上述情况。为了尽可能防止你落入这个陷阱，请允许我在继续正题前先补充几句：这 3 项原则是帮助你的指导方针，而不是阻碍你的教条；是协助你的工具，而不是限制你的条条框框。

改善健康状况、防止生病的旅程不见得非要压力重重，也可以是快乐的。这不是赛跑，并非第一个跑到终点的人才能获得奖赏，每一个参加的人都可以获奖，因为旅程本身就是奖赏！重要的不是行进速度有多快，而是你已经踏上了旅程。你有的是时间，在你完全适应 CARE 三原则之前，在它们成为你生活方式的必要组成部分之前，即使你只是非常保守地运用它们，就已经改变了自己的方向。你一旦这样做，疾病在你生活中出现的概率就越来越小了。随着时间的流逝，你会明白每天健康一点点的含义，你的健康状况将不会停滞不前或每况愈下，以致疾病发展得越来越深入。所以，方向决定一切，速度无关紧要。

假设你和家人开车去了黄石国家公园，你们可能花一个星期的时间欣赏美景，还是无法把这个令人敬畏的国宝级风景胜地尽数看完；你们也可能匆匆忙忙用半天时间看一遍，就好像后面有饥饿的狗熊追着你们一样。不管在哪种情况下，你都可以向朋友吹嘘："没错，我们去了黄石公园。"可是，你是哪一种逛法呢？你觉得哪种更有益于身心健康呢？是悠闲地徜徉在令你心旷神怡的自然美景中，还是吵吵嚷嚷地一掠而过，让你和同行的每个人都紧张得要命呢？

我要与你分享的这些原则，应该被看作照亮道路的灯火，而不是强迫行进的命令。如果你觉得条件合适，就运用它们，否则就别用。无论你应用这些原则的程度如何，无论你实施它们的次数多寡，都没有关系，它们都会给你带来好处，正如它们将会给那些比你更多或更少应用它们的人带去好处一样。开始的时候少做，等看到成果时再多做，总比一开始就多做，然后不得不减量好，那样会让你觉得像是失败了。

当你使用 CARE 三原则时，有一件事我可以保证：它们一定会起作用！多年以来我在很多人身上看到了这一点，也亲身体验到了这一点。你的身体严阵以待、装备精良、无所不能，给以机会，就会获得和保持高水平的健康活力。即使有限地尝试这些原则，你也能感受到它们带来的好处。

人体的康复能力

从头到尾，我都在赞美人体深不可测的伟大智能，我希望在讲述 CARE 三原则之前，再回顾一下这个话题。我先前说过，身体无休止的所有活动都是在大脑的安排和监督下进行的。毫无疑问，人类所有惊人的进步，从电能的应用到坐飞机旅行，从汽车到电脑……都是大脑的产物，然而做到这些仅动用了大脑的 10% ~ 15%。了解到这一事实，你一定会感到惊奇不已。那么，这个神奇的宝藏剩下的 85% ~ 90% 干什么了？可以肯定的是，它们待在那里绝不仅仅是为了填补头骨的空间。

在任何时候，身体的头号任务，也就是大脑的头号任务，都是自我保养。如果用于算出如何以每小时 2.7 万千米的速度飞向月球、在月球上跳跃行走再返回地球的脑细胞只占大脑的一小部分，你能想象出为了你的健康而工作的大部分大脑的力量有多强大吗？无比强大！你的身体永远都不会对你弃之不顾，你要做的就是别碍手碍脚。换言之，要受益于它无与伦比的力量，你要做的就是支持它追求和维持最佳健康状态的自然倾向。下面要讨论的 CARE 三原则，就能够提供这种支持。

你当然希望得到一些证据，证明这些原则确实像我说的那样有效。虽然我可以告诉你很多应用 CARE 原则后不再生病的事例，但别人可以轻而易举地驳斥我："你怎么知道是 CARE 三原则预防了疾病呢？或许是因为他们喜欢园艺，或是服用维生素，又或是参加了许多别的活动。"因此，我能提供的唯一证据就是，癌症发生后，这些原则如何制止其发展，扭转病情并驱除病魔。

案例分析

多年来，我收到了上万封来信，讲述了一个又一个在健康方面取得的骄人成果。在此我要跟你们分享一个最了不起的故事，它充分展现了一位女性不屈不挠的精神和人体无与伦比的康复能力。这位女性的名字叫安妮·弗拉姆，她将自己的经历写成了一本书。下面就是她的故事。

安妮·弗拉姆 46 岁，是两个孩子的妈妈。35 岁前后，她的两个肩胛骨之间开始持续不断地剧烈疼痛。X 光片显示，她肩部的骨骼里有一些“热区”，医生诊断为滑囊炎。医生告诉她，由于肾脏感染，她的病情很复杂。

她注射了可的松，医生嘱咐她回家后每天用冰袋敷肩膀，同时口服和静脉注射大剂量的抗生素以治疗肾脏感染，结果疼痛却越来越厉害了，她甚至连在床上翻个身或抱一抱自己的孩子，都会疼得难以忍受。

这样的情况持续了 7 个月，其间她还到一家医院的急诊室看过另一位大夫。这位大夫与弗拉姆太太的家庭医生交换了意见，他们怀疑这种疼痛只是她头脑中的想象，于是给她注射了肌肉松弛剂，开了安定药，就打发她回家了。

但疼痛依旧，她只好向医生寻求更确切的诊断。医生让她去做

CAT 扫描。一位年轻医生拿着扫描结果走进房间，说她患上了乳腺癌，而且已到了晚期，必须立即在第二天施行乳腺切除术。当她询问情况有多严重时，医生回答：“我不想拐弯抹角，癌症到了这种程度，多数人两年内就会死去。”

她非常震惊，这不仅是因为听到自己患上了乳腺癌，而且因为早在肩部出现疼痛之前几个月，她就在乳房自检时发现了一个小肿块。她的外婆死于乳腺癌，她的妈妈也因胸部一直发生恼人的囊肿而切除了双侧乳房，因此安妮一刻也不敢耽误，立即去做了乳腺摄影。X 光片显示，她的乳房里确实有两个小小的肿块，但都是良性的，没有出现癌变。此外，超声波检查也证实它们是良性的。医生说：“没事，不是癌症。”

事实上，那两个肿块不仅是恶性的，而且癌细胞已经扩散了，出现在头骨、肩膀、肋骨和骨盆，整个脊椎也有。

她的乳房被切除了，同时切除的还有乳房底下隐藏的一个大肿瘤，大小跟她的乳房一样大。接下来的一年半，她的身体经受了各种各样的治疗，包括大剂量的化疗和放疗，头发全掉了，还患上了严重的肺炎，而且从头到脚的皮肤都出现大片瘙痒的红斑。

经受了癌症带来的疼痛和放化疗的折磨，医生告诉她癌症依然在她体内稳步发展，她的情况越来越糟，唯一的希望是进行骨髓移植。我根本不打算向你描述骨髓移植的过程有多么恐怖，你只需知道你永远都不愿意有这样的经历就足够了。

骨髓移植后几个月，她的白细胞监测结果表明骨髓里依然有大量癌细胞存在，进一步化疗根本不可能，那会马上置她于死地。

当时有一种正在某些病人身上试用的实验药品可以刺激白细胞生成，她就问了问，得到的回答令她目瞪口呆：这种药品必须为生存概率更大的病人保留，对不起！带着悲哀和遗憾，她被打发回家等死。

安妮和丈夫、孩子抱在一起，为即将到来的死亡哀痛不已，欲哭无泪。安妮在书中的描述，令人不忍读下去。

但是，安妮·弗拉姆不知道“放弃”一词的含义，她的字典里没有这个词，她热爱生活，热爱自己的家庭，她还不准备离去。她最后的一线希望就是转向营养师寻求帮助。于是，她开始接受营养师的辅导，阅读推荐的书籍，食用严格的排毒餐并一直保持积极乐观的态度。她知道自己一定会成功。仅仅 5 个星期之后，她的体内就找不到一点癌症的踪迹了，这也是我遇到的最特别的自愈案例。癌症消失了！她的医生显然大吃一惊：“当你做完移植手术后骨髓里依然有癌细胞存在，老实说我认为你死定了。”

随着安妮的神奇康复经历传播开来，医生和普通人都不断与她联络，希望听听她的故事。于是，她决定写一本书来记录这一切，书名叫《抗癌战斗方案》，出版于 1993 年。

安妮给我写了一封信，还寄了一张照片，我才知道其人其书。看着她脸上灿烂的笑容和满头浓密的黑发，我非常高兴；读着她的来信，我同样非常高兴。来信全文如下：

亲爱的哈维：

谢谢你！谢谢你！太谢谢你了！你救了一个 46 岁的妻子

和母亲的命——那个人就是我！10年前，我因癌症而濒临死亡，经历了一年半的化疗、放疗和手术，甚至还进行了骨髓移植手术，全都不管用，我被打发回家等死。可是，我没有坐以待毙，而是接受了一位营养师的辅导。5个星期后，我再去检查，体内竟然找不到癌症的踪迹了！！至今，我已经在没有癌症的健康状态下活了10年！

营养师推荐给我的头几本书之一就是你的书，你简单且合理的方法帮助我和丈夫形成了对癌症的基础认识，并使我最终战胜了癌症。谢谢你能在面对巨大阻力的情况下挺身直言，告诉我们真相！

你最忠实的粉丝

安妮·弗拉姆

为了战胜严重的晚期癌症，安妮通过控制饮食（CARE计划的第一项原则）、停止食用动物性食物（第二项原则）、心中充满积极的祈愿（第三项原则）等方式为身体排毒。这个典型事例的意义对于任何有兴趣预防细胞被逼疯的人来说都再明显不过了。既然这位已经被带到死神面前的女性都能运用三原则的做法来逆转病情、战胜癌症，你体内预防细胞被逼疯的能力有多大也就可想而知了。我衷心希望你能够充分认识到这种能力，明白本书的观念赋予你对健康的掌控能力。既然癌症可以逆转，那么它就可以预防。你可以预防疾病！你可以拥有健康活力！

由于这本书主要讲的是预防，许多人会问我遵循CARE计划的建议能否治疗他们现有的疾病。我的第一反应是脱口而出，响亮地回答："能！当然能！"但是，我不能这么做。让我告诉你为什么：美国法律规定，如果一个人不是医生，却声称某种健康养生法能够产生什么治疗效果，他将受到严厉的处罚。我和其他没有医学学位的保健业者在传授我们学到的知识时会特别小心，这与建议的可靠性无关。我之所以公开弗拉姆太太逆转晚期癌症的信，就是因为没有法律禁止人们谈论自己的亲身经历。所以请记住，下面我说的话都是经过深思熟虑的，以确保我不会惹上麻烦。

你可能听说过这句话：人生唯一确定的事就是纳税和死亡，其他事情都有讨论的余地。事实上，无论是不是医生，谁都不能在人体健康和治疗疾病这个问题上打包票，断言某种情况一定会发生或一定不会发生、某件事能做或不能做。太多的变化因素，知道的、不知道的都会起作用，以至于让人无法给出肯定的结论。但是我要告诉你：不管你走在哪条路上，都可以转过身来往回走。如果你不太健康，你完全可以沿着目前的道路往回走。我的意思是，任何一种疾病在没有造成不可恢复的损害之前都是可以逆转的，如何达到这一目的，才是我们需要讨论的事情。

我不能保证本书的原则可以使你目前的问题发生逆转，但很可能会。要证明这一点，只有一条路可走。如果这里的东西令你深有同感，你凭常识认为它很合理，那就试一试，看看这是不是适合你的行动方案。无论你怎么做，永远都不要放弃信赖体内每个细胞里存在的无与伦比的智能。我们都听说过康复奇迹，如果那样的奇迹出现过一次，就会出现第二次。

现在我想问你一个问题—— 一个你应该问自己的问题，你将做些什么来支持身体达到最佳健康状态呢？知道了你的身体在大脑指挥下，不知疲倦地为你工作，尽可能地让你保持健康，你愿意努力帮助它，还是愿意恣意享乐、听天由命呢？我想，等你看到 CARE 三原则有多么简便、多么合理、多么易于融入你的生活时，你会乐于尝试一下。下面让我向你介绍到底该如何去做。

第十一章

第一项原则：定期单一饮食

CARE 三原则相辅相成，都很重要，都对获得远离病痛的生活有巨大帮助。但是，第一项原则——定期单一饮食，如果进行得当，对清洁和强健淋巴系统具有更为重要的作用，其效果仅次于断食[①]。

在我重获健康并保持健康的道路上，定期单一饮食无疑起到了比其他任何因素都要大的作用。近 40 年来，我从这一做法中受益良多，而且还将继续从中获益，它能有效地帮我维持目前的健康水平。定期单一饮食的好处在于简便易行，任何人都可以利用它马上改善健康状况，并长期保持健康。它是预防疾病、滋养健康活力的关键因素。

---

① 断食这个问题太复杂了，受篇幅限制无法在此展开讨论。一言以蔽之，没有什么保健手段比正确实施的断食更彻底、更有效、更有益，也没有别的康复领域像断食一样受到这么多忽视、误解和诬蔑。那些认为断食和挨饿是一回事的人完全不懂人体的生理机能，就如同把游泳和溺水混为一谈。——作者注

什么是定期单一饮食

定期单一饮食就是在一段时间里（一天到几个星期不等）只吃生的新鲜水果和蔬菜，喝果汁和蔬菜汁。在解释单一饮食的原理和可以预期的效果之前，我先列出 3 种单一饮食的方案为例：

1. 在 1 ~ 3 天的时间里只喝新鲜的果汁和蔬菜汁。

2. 在 3 ~ 5 天的时间里只喝新鲜的果汁和蔬菜汁，只吃水果和蔬菜。

3. 在 1 ~ 7 天乃至 10 天的时间里只喝新鲜的果汁和蔬菜汁，只吃新鲜的水果、蔬菜和沙拉。

换言之，定期单一饮食就是把生鲜蔬果或蔬果汁随意组合，想吃多久就吃多久，想喝多久就喝多久。

在单一饮食期间，所有食物都必须是天然的，而且必须生食。其中的道理非常简单，而且对于清洁淋巴系统来说至关重要。

单一饮食的目的

实施单一饮食有双重目的：一是尽量减少身体耗费在消化方面的能量，以使身体释放更多的能量用于淋巴系统的清洁和复原；二是让身体从饮食中最大限度地摄取热量和营养。生食比熟食或加工食品更能满足单一饮食的这两个目的，因为任何烹煮方式都会减少或破坏食物中的某些营养素。生食则不然，生的新鲜果蔬处于纯净自然的状态，消化起来只需较少的能量，提供的营养素却最多。记住，人类是唯一吃熟食的物种，同时也是所有物种里退行性疾病发病率最高的。显然，我们的高级逻辑思维能力在这方面没帮上什么忙。

在理想的情况下，定期单一饮食不应该用作危机出现时的饮食，也就是说，不宜用来排空肿大的淋巴结或者用来对付已经发生的癌症，尽管单一饮食对这两者都有益。如果想从定期单一饮食中获得最大的益处，就应该让它成为生活方式的必要组成部分，把它当作预防疾病和保持健康的长期手段。请记住：施行定期单一饮食的限度由你决定，可供选择的方案不计其数，并没有什么一定之规。有的人每周一次全天只喝果汁或只吃水果，有的人每周一天只吃生食，有的人每个月连续3天只吃生食。作家、演说家加布里埃尔·卡曾斯博士建议每6个月拿出一周时间只喝新鲜果汁。保罗·亚尼克博士说："短期的单一饮食能使虚弱的消化系统得到休息。我在过敏病人身上使用单一饮食取得了巨大成功，病人在此期间没有出现过敏症状。清洁身体产生的效果和清除潜在过敏原，使免疫系统的机能得以复原。"

学习定期单一饮食的目标当然是付诸实施！如果你必须通过在日历上标注1天、3天、5天或一周单一饮食的起止日期来约束自己，那就这么做吧！抑或，哪天醒来你忽然想要在这天只喝果汁，那就选这天吧！单一饮食是很灵活的手段，只有当你觉得在遵守一定之规的情况下做得更好时，才需要对它严格控制。

如果我在这方面有点唠叨，那是因为每当提起食物，人们总愿意寻求可以依此执行的严格规则，以作为对过去饮食不当的惩罚。我鼓励你培养一种新观念、一种新的思维方式，把定期单一饮食看作自己生活方式中灵活又不可或缺的组成部分，它能给你带来健康与活力，并使你一直保持这种状态。

施行定期单一饮食后，就餐本身变得更自由、更灵活。而且除了预防疾病之外，单一饮食最大的好处就是，能够促使体内的能量惊人地增长，能够催生健康的感觉，你会感到犹如获得新生，整个人积极向上，这种感觉还会渗透到生活的各个方面。一旦你将单一饮食融入自己的生活中，就永远不会丢弃它，即使一年只进行 3 天单一饮食，你也永远不会错过时间，你会翘首等待下一次单一饮食的到来。因为定期单一饮食不是一种惩罚，而是一种享受。

贯穿本书的观点是：传统的康复手段只关注事后治疗，然而，预防疾病的唯一方法在于你在治疗之前做了些什么。定期单一饮食是预防疾病的基石，也是获得健康活力的基石。

当我踏上自己的健康之旅时，单一饮食展现出了非凡的价值，它让我在绝望无助时，头一次认识到自己可以多么健康。实施 1 天、2 天或 3 天的短期单一饮食后，我的健康状况稳步改善，于是我开始增加单一饮食的天数，最后达到每年 2 ~ 3 次，每次 10 ~ 14 天。我的健康状况得到极大的改善，我坚信定期单一饮食是促使我康复的主要因素。直到今天，它仍是我维护健康的最主要法宝。

定期单一饮食背后的原理极其简单。本书反复强调的就是你可以通过清除体内的废物和毒素来掌控自己的健康状况，而达到这一目的的方式是 CARE——积极地清洁与更新。定期单一饮食恰好能圆满地完成这个任务，它极大地加速了清洁过程，使能量水平飙升。能量就是一切，没有能量，做什么都不可能，什么都不会发生。汽车没有燃料哪里也去不了，身体没有能量就寸步难行。

解放消化系统

谈到能量和能量水平，不可能不提消化问题。消化过程需要大量能量，这不足为奇，只需想一想全部消化活动有多繁杂就明白了。这些活动包括摄入食物、加工食物、提取营养素、运送至细胞内、清除废物及调动胃、肠、胰腺、肝脏、肾脏这些器官协同合作，通过新陈代谢使食物变成血液、肌肉和骨骼。

比消化更需要能量的事情很少，你应该有这方面的经验，比如吃了一顿丰盛的大餐后，你最想干什么，是爬山还是爬到沙发上？知道能量对于清洁过程至关重要以后，除了从消化过程占用的巨大能量中节省出一部分外，恐怕没有更好的办法了。

从消化过程中节省能量以用于别的活动有两种办法：一是合理搭配食物，二是减少消化系统的工作量。

在此介绍一下合理搭配食物的基本原则。我们吃的食物主要可以分成蛋白质（家畜肉、蛋类、鱼肉、乳制品）和淀粉（土豆、大米、面包、面条）两大类，它们都是浓缩食物，需要很多能量才能消化，而水果和蔬菜不是浓缩食物，消化起来需要的能量就比较少。

蛋白质进入胃里时，需要酸性消化液来消化；淀粉进入胃里时，需要碱性消化液来消化。你学过化学吧，知道酸碱相遇会发生什么反应吗？它们会相互中和。因此，当你同时吃肉和土豆、鱼和米饭、鸡肉和面条时，就是把蛋白质和淀粉混合在一起，消化液就会中和，消化的时间就会大大延长。

你的胃疼过吗？有过消化不良或反酸的时候吗？有过烧心或胀气的时候吗？饭后感觉沉重胀满吗？这些问题都是胃里的食物没有及时消化产生的后果。食物在胃里停留过久，不能及时消化，就会变质，从而导致上述种种不适。世界上销量最大的两种处方药就是西咪替丁和雷尼替丁，二者都是胃药。你知道美国人为什么每年花费上千亿美元用于购买消化药吗？就是因为他们在同一餐里既吃蛋白质又吃淀粉，严重阻碍了消化进程。

解决办法再简单不过了，如果你想吃蛋白质类食物，就跟蔬菜和沙拉一起吃，别搭配淀粉类食物；如果你想吃淀粉类食物，也跟蔬菜和沙拉一起吃，别搭配蛋白质类食物就行了。

实际上已经有上千个人跟我联系过，告诉我他们在合理搭配蛋白质和淀粉以前，多年来一直遭受各种消化道疼痛的折磨。现在，他们不用吃药也没有任何不适了。我的经历跟他们相同。实践证明，消化的效率越高，疼痛和不适就越少，就这么简单。

保罗·亚尼克博士说："对于病人来说，合理搭配食物极其重要。我提倡病人考虑食物搭配，这样既可以保证病人摄入充足的营养素，又可以避免消化不良带来的负面结果。要知道，许多病人都备受消化不良的折磨。合理搭配的食物不会给本已不堪重负的消化道再增加负担，从而使毒素和未被消化的食物残渣能够及时从消化道中清除出去。”

想要确凿无疑的证据吗？那你就试着像上面描述的那样，将蛋白质类食物和淀粉类食物分开食用，差不多一个星期左右你就会得到想要的证据。你将成为饭后感觉良好的数百万人之一，无需把药物当作饭后甜点来吃了。

从消化过程中节省出大量能量的另一个方法就是减少消化系统的工作量。工作量少了，平常用于消化的能量就会自动用于身体的清洁。身体总是先从重要的任务做起，排在第一位的就是清除淤积在系统内的废物，因为它们干扰了整个系统的平稳运行。如果把体内的废物控制在最低水平，淋巴结就不会肿大。

由于定期单一饮食可以让消化道少费些气力，它因此成为疾病预防方面最令人振奋、最有力的法宝。我知道我这样说有些冒险，恐怕会引起很多人的不满。事实上，很多人马上就会要我拿出证据来。虽说最有力的证据来源于实践，但我还是在这里拿出两个证据吧，一个源于科学研究，另一个出自实际观察。

罗伊·沃尔福德是个内科医生，从 1966 年至今一直担任加利福尼亚大学洛杉矶分校教授，是该校一个有 16 名成员的研究实验室的主任，主要研究免疫学和人体老化进程，是世界上最杰出的老年病学专家之一。同时，他还是美国白宫老龄问题会议、美国国家科学院老龄委员会的成员，美国国家老化研究所免疫学工作小组负责人。他写过 5 本免疫学和人体老化方面的书，在这个领域是世界知名的专家。

沃尔福德博士进行了无数与老化有关的长期实验，基于这些实验的结果，他相信自己可以健康地活到 120 岁——在他看来这是我们每个人都可以达到的寿命。他的这些实验当然不是关于定期单一饮食的，因为那是我造的一个词，但是他的实验研究了长期减轻消化道负担对健康和寿命的影响。沃尔福德博士的发现充分证实了我的假设——消化道的工作越少，你就越健康、活得越久。

沃尔福德博士之所以出名，在很大程度上要归功于他的老鼠实验。普通老鼠能活两年左右，而沃尔福德博士的老鼠却能活四年多。如果人类也能这样，我们就可以活到 150 岁。还有更好的事，他的老鼠不仅寿命是普通老鼠的两倍，令人惊奇的是，患上心脏病或癌症的比例也非常低，而且就是患病，也比普通老鼠的患病时间晚得多。他到底是怎样完成这样的壮举呢？他只是让那些老鼠每周断食两天，就是这样，不需要吃药，也不需要打针，没有什么神奇药方。每周让消化道彻底休息两天就使老鼠的寿命翻了一番，还减少了患病率，实际上，寿命翻番的那些老鼠很少生病。两批老鼠原本都是兄弟姐妹，这真是不可思议！沃尔福德博士已经 70 多岁了，可他仍然每周断食两天。

这位博士的实验印证了自然疗法从业者长久以来就明白的一个道理：摄入食物并取其精华、去其糟粕会占用身体的大量能量，从一生来看，恐怕没有比这件事消耗能量更多的活动了。学会把其中的部分能量转向能够带来健康活力的废物清除工作，就得到了一份无价的礼物，这是定期单一饮食送给你的礼物。

通过减少消化道的工作量来节省能量以用于康复是自然界普遍的做法。任何在农场工作的人或者花时间饲养动物的人都曾经一次又一次见过类似的事。人们说，跛马会离开食槽，几乎不吃东西。饲养场的工人都知道，如果与平时相比，牛、猪、马或羊吃得越来越少的话，肯定是有毛病了，它在本能地减少食物的量，以便身体可以有更多的能量纠正出现的问题。养宠物的人都知道，当他们的狗或猫生病或受伤时，就会对食物一口不沾或吃得很少，即使忧心忡忡的主人用它们最爱吃的食物诱惑它们，它们也会拒绝。这些动物会找一处安静隐蔽的地方，躺下来休息，直到身体完成治疗工作。你肯定也注意到这些了吧？

同样的反应在孩子身上也可以看到，他们生病的时候，也会食欲不振。父母们经常试图强迫他们进食，说什么“为妈妈吃了这个吧”或者“医生说你不吃东西的话就好不起来”。但是他们还没养成生病时必须吃东西的习惯性思维，通常会依照本能行事，仍然拒绝吃东西。你不舒服的时候可能也注意到自己会没胃口。记得我在讲到疾病的第七阶段时指出，丧失食欲恐怕是身体努力自我清洁、自我修复的最明显表示了。丧失食欲是身体的自然倾向，为的是节省用于消化的能量来做别的工作。尽管生病时进行单一饮食是加速康复的明智之举，但是定期单一饮食最聪明的用法，其实也是它最基本的用法，就是把它当作生活方式里正常、自然的一部分，从一开始就把它当作预防疾病的手段。定期单一饮食将帮助你把关注的焦点从疾病转向健康！

安排自己的单一饮食

我建议不要把单一饮食当作一种应急手段，像药物那样等到长期忽视身体导致疾病上门时再用，而应该使它成为你生活中固定的一部分，就像其他定期会做的事情一样。你不会打算不再定期清扫房屋吧？也不会做梦不用再定期更换汽车机油吧？所以，你千万不能认为用不着定期清洁身体内部，实际上内部的清洁与保持房间和汽车的清洁一样重要，甚至更为重要。为什么呢？因为身体内部的清洁将确保你能够获得健康活力，远离身体不适和疾病的困扰。

如何才能找到最适合自己的单一饮食方式呢？要想做出有根据的明智决定，唯一的办法就是亲身体会各种单一饮食方式的益处，只有这样，你才能决定自己该如何定期进行单一饮食，什么时候单一饮食。尽管实行单一饮食或长或短的时间都有益，但是只有持续3天或以上你才能开始体验到这种做法的显著效果。不过，为期一天的单一饮食也可以让你有个开始，多少让你对将来进行单一饮食可能获得的效果有所感受。经过尝试，你就会慢慢清楚如何将单一饮食融入你的生活。那些生活很规律、对自己控制很严的人，喜欢确切地知道什么时候该做什么事，他们可以像安排生活中其他重要的事情一样为单一饮食做个计划；那些更倾向于随性而为的人，可以在哪天早晨醒来时突然宣布："我要连续3天只喝果汁，只吃水果。"这两种方式没有优劣之分。

下面介绍3种单一饮食方式：全天蔬果汁；连续3天只吃水果，喝果汁或果昔；连续一周只吃生食。这只是3种可行的方案，不是硬性规定，你可以原样照搬，也可以根据自己的喜好进行调整。唯一必须遵守的规则就是：不要吃烹煮过的食物。

全天蔬果汁

在一天里，断断续续啜饮果汁或蔬菜汁，混在一起喝也行，但是只能喝蔬果汁。我发现最好是上午喝果汁，下午喝蔬菜汁，晚上再喝些果汁。但是无论你怎么做都行，可以只喝果汁或只喝蔬菜汁，也可以喝完果汁喝蔬菜汁，全天交替进行。只要是喝蔬果汁，喝哪种、何时喝都没关系。最好每隔大约两小时喝 280 ~ 400 克。当然，这同样只是指导方针，你可以随意改变以适应自己的特殊需求。

重要的是，24 小时之内只喝新鲜蔬果汁。很多关于蔬果汁的书提供了令人眼花缭乱的不同蔬果汁的组合，你可以尽情尝试。这些蔬果汁不仅制作起来很有趣，喝起来也很美味可口。我最喜欢的一种组合是苹果西芹汁。如果你从没尝试过这种组合，那么你会得到一个大大的惊喜。苹果西芹汁是我喝过的最清新可口的一种蔬果汁组合，这种混合蔬果汁里的某种成分很有效。试一试，你一定会像其他经我介绍喜欢上它的人一样欲罢不能。

如果你读过我以前的书，可能会说："等一下，水果不是绝对不可以同别的食物混合食用吗？"是的。但生活就是这样，凡事总有例外，由于西芹含水量很高，不含复合淀粉、蛋白质或脂肪，所以它与水果同吃不会产生任何问题。但是要注意：西芹汁味道浓烈，与苹果汁混合时，比例最好是大约3份苹果汁加1份西芹汁。

连续3天只吃天然水果、喝蔬果汁和果昔

在这种单一饮食方式下，除了可以全天喝新鲜蔬果汁以外，还可以吃水果，喝果昔。任何新鲜水果都可以，像干枣、葡萄干这样的干果也可以吃，但必须是自然风干的，不含二氧化硫。干果是浓缩食物，要少吃。

果昔很容易制作，在搅拌机里放一些苹果汁或橙汁（当然是鲜果汁），再加上一根冷冻的香蕉或者你爱吃的任何其他水果，按下按钮，一杯诱人的果昔马上就做好了。除了果汁和香蕉，你还可以添加冷冻的蓝莓、草莓、桃子或者其他水果。你可以做出无数种花样，尽情享受其中的乐趣，而且每一种都很好喝（冷冻香蕉时，要先去皮，然后把香蕉放在密闭的塑料容器里，置于冰箱冷冻室。）

连续一周只吃生食

连续一周除了生的水果、蔬菜、蔬果汁和沙拉以外不吃任何其他东西。按照自己的意愿，全天尽情喝蔬果汁，尽情吃水果、蔬菜，晚饭再来一大盘沙拉，加入橄榄油（据说与癌症发病率显著降

低有关)、柠檬汁及你喜欢的香草和香料调味。你也可以用别的调料，但是其中的化学添加剂含量越低越好。吃完沙拉后，3 个小时之内不要吃水果，也不要喝果汁。

请记住，以上 3 种单一饮食方式只是参考方案，你采用哪一种都可以，时间长短也可以灵活安排。第一种可以持续几天甚至一周，第二种也是如此，第三种也一样。或者，你可以第一天采用第一种，第二天采用第二种，第三天采用第三种。只要在单一饮食期间只吃生的水果和蔬菜，持续多长时间都行。

定期单一饮食的注意事项和其他信息

1. 单一饮食要取得最佳效果，所喝的蔬果汁必须是新鲜的，没有经过消毒、灌装，也不是浓缩汁兑成的。喝不新鲜的或经过热处理的果汁，会使单一饮食的意义丧失殆尽。如今，家用榨汁机很容易买到，而且价格很合理。与可以获得的好处相比，家用榨汁机的花费可以忽略不计，因此买一台榨汁机是很明智的行为。你家里很可能有不止一台电视机，榨汁机可比电视机便宜多了，而且还有额外的好处——能够帮助你预防疾病。你的电视机能做到这一点吗？如果没有榨汁机，也可以买鲜榨的果汁。

2. 喝蔬果汁时最好不要大口喝下，而要一小口接一小口慢慢地啜饮，以免所有的果汁一下子冲到胃里，身体难以接受，引起胃疼，反而效果不好。一次喝一小口，等蔬果汁同唾液混合后再咽下去。

3. 无论进行单一饮食与否，都不要在吃了别的食物约 3 个小时以内吃水果或喝果汁。水果有一种有趣的特性与别的食物不同，水果无需在胃里停留很长时间就能消化。大部分食物需要在胃里停留 3 个小时，水果只需停留 20 ~ 30 分钟，果汁停留的时间更短。

4. 如果你从未连续数天只吃有高度清洁力的食物，可能会经受一种不太舒服却很宝贵的后果——腹泻。要知道，时间一长，消化道里会积聚相当多的废物，突然间别的食物一概不吃，只喝蔬果汁、吃水果，几天里下肚的食物中 90% 是水分，这就好像在用水冲刷消化道一样。腹泻通常只持续 24 小时，很少超过 48 小时。请记住，身体的每个行动都事出有因，只吃含水量高的清洁性食物会导致腹泻，这根本不足为奇。当然，如果腹泻时间超过 48 小时，无论什么原因都应该马上找你的保健医生进行检查。但是，对于吃清洁性食物导致的腹泻，不必惊慌失措。

5. 由于单一饮食期间摄入的食物有限，有些人觉得他们可能没有足够的能量开展工作或别的要做的事情。有趣的是，结果正相反，单一饮食期间，你的能量水平将会急剧增长。还记得消化需要大量能量吗？由于你现在吃的只是生鲜蔬果，消化起来需要的能量最少，却能补充大量的能量，所以人们在单一饮食期间最常提到的就是他们感到精力充沛。

6. 从未进行单一饮食的人担心的头一件事就是："这么吃我会很饿的，如果我一直很饿，就没办法正常生活了。"这种担心可以理解，也很有道理，但是这种情况根本不会发生。

不知你是否有过这样的经历：你坐下来吃饭，饭菜很可口，恰巧都是你爱吃的东西，你吃光了盘子里所有的食物，饭后觉得心满意足。然而,45分钟之后，虽然你的胃里还充满着刚才吃下的食物，你却发现自己在厨房里打转，寻找可吃的东西。你甚至不知道自己为什么会这么做，可能还会自言自语："我在干什么？我刚刚吃过饭，一点也不饿啊。"可你就是想吃东西。听起来很熟悉吧？如果这是过去在你生活中屡屡出现的情景，你肯定会乐于知道，正如人体的各种活动都有原因一样，这种情况也有个易于理解且合理的生理学解释。

在大脑的底部有个小小的区域叫作食欲中枢，主管调整食欲。食欲中枢时刻监视人体，检查系统内是否有足够的营养素。如果有，食欲中枢就会沉默；如果没有足够的营养素，食欲中枢就会发出警报，告诉我们："吃吧！"除非身体获得了需要的营养素，否则警报不会解除。然而，悲哀的是，有些人虽然在食欲中枢的刺激下吃了东西，但是他们吃下的食物由于烹煮加工，营养素已经破坏流失，所以食欲中枢的警报始终无法解除。因此，尽管胃里很满，这些人还是"很饿"——不是缺少食物，而是缺少营养素。身体只知道应该再多吃点，以便摄取需要的营养素。于是我们就会出现在厨房里，胃里满满的，却仍在寻找可吃的零食，因为对身体来说，它还没有得到满足。

进行单一饮食时，你吃下的食物富含各种营养素，而且丝毫没有被分解、破坏或去除。对身体而言，这就像中了彩票一样，连续几天或者很多天，身体得到的都是自然状态下未经任何破坏的食物，大量优质营养素源源不断地涌来，整个系统都沉浸在唾手可得的营养素中，食欲中枢根本无需拉响“该吃饭了”的警报。

7. 那些有低血糖倾向的人对于只吃水果或吃得太少感到有些紧张。让我们看看什么是低血糖。大脑时刻都在监视血流情况，以确保血液内含有足够的糖分及其他营养素。如果糖分供应不足，大脑就会发出警告，使你感到紧张、不适和慵懒。水果中的果糖可以转化成葡萄糖，以快于其他任何东西的速度进入血液。因此，如果你感到血糖低，吃个水果就能很快消除低血糖症状。对于低血糖患者来说，没有比水果更好的食物了。不过，患有低血糖的人只需经常进食以防症状出现就没有问题了。单一饮食时，如果出现低血糖倾向，你可以按照自己的需要调整用餐的频率。

8.“糖”这种东西就像硬币一样具有正反两面。一方面，自然状态的糖无疑是人类最重要的食物，因为其中的葡萄糖是人体能够转化成能量的唯一物质。葡萄糖对于生命的意义如此重大，以至于可以转化成葡萄糖的碳水化合物一旦供应不足，身体就会启动内在的机制将贮存的脂肪转化成葡萄糖。必要时，身体甚至可以将蛋白质转化成葡萄糖（糖原异生作用）。

另一方面，经过加工的精制糖是一种危险的致命毒药，数不清的疾病和代谢紊乱都与它有关，在此很难一一讨论。

最好的、对健康最有益的糖是果糖，也就是水果中能够转化成能量的成分。身体可以相当容易而有效地利用这种糖，几乎无需进行消化就可以直接吸收。果糖首先进入肝脏，在吸收过程中转化为葡萄糖，然后可以立刻作为能量供人体使用，也可以作为糖原贮存在肝脏里，留待以后使用。这就是为什么“爱吃糖”是世界上最自然的一件事。不幸的是，在过去的200年里，精制糖逐渐取代了饮食中天然糖的地位，为此我们正在付出巨大的代价。

精制意味着通过提取和分离进行“提纯”，精制糖就是从含糖量很高的天然食物中提取了糖分，去掉了所有其他物质。

白糖通常是从甘蔗和甜菜中提取的。经过加热、机械和化学加工，所有维生素、矿物质、蛋白质、脂肪、酶，也就是所有营养素都去掉了。人们先收割甘蔗和甜菜，然后把它们切成小块，榨出汁液，与水混合在一起加热，同时掺入石灰，等湿气蒸发后，把剩下的黏稠液体抽入真空锅里进行浓缩。当液体开始结晶时，就可以放入离心机里，将剩余的残渣分离出来。最后，再把得到的晶体加热到沸点，用活性炭进行过滤。当晶体再次凝结后，通常会用牛骨漂白。

在这种精制过程中，64种食物元素遭到破坏，所有的钾、镁、钙、铁、锰、磷酸盐和硫酸盐都去掉了，所有的胡萝卜素、B族维生素和维生素D都剔除了，氨基酸、重要的酶、不饱和脂肪酸和所有的膳食纤维都不见了。

当你摄入食糖这种经过提炼的碳水化合物时，身体必须从健康的细胞中抽取重要的营养素来代谢这种不完全的食物。为了利用这些糖，必须从身体的各个部分抽取钠、钾、镁和钙等元素。钙的需要量如此之大，以至于体内的钙仓库——骨骼因为失去太多钙而变得疏松。同样，牙齿也受到影响，因为失去一些钙而出现龋齿，龋齿的出现又加速了钙的流失。因此，精制糖不仅不能提供所需的营养素，还会导致身体损失原有的重要元素！

精制糖这种垃圾食品正以惊人的数量混入你的饮食中。现在，美国的糖产量足够每个美国人每年消耗70千克。看看食品标签，当你看到蔗糖、果糖、右旋糖、玉米糖浆或高果糖玉米糖浆、粗糖、赤砂糖或者糖蜜时请注意，对你的身体而言，它们都是毒药！

这些名字看上去都挺好，但你真的明白它们的意思吗？

猜猜赤砂糖是什么，只不过就是在精制白糖里撒了些糖蜜调了调颜色而已。所谓的粗糖只是比白糖少了一个精炼步骤而已。我告诉过你果糖是完美的糖，但那是当它存在于未经加工的新鲜水果中时，一经加工，它就像白糖一样糟糕。

在上述糖的精炼过程中，所有的化学物质和遭到破坏的营养素，也就是精炼过程产生的废物，非但没有被扔进本该扔进的垃圾堆，还被收集起来添加到你的食物中，这就是糖蜜。没错，就是这样，糖蜜只不过是糖的精炼过程中产生的废物而已。

所有这些毒药都在甜蜜的伪装下加进了你的食物中，甚至有些“健康食品”也不例外。你还以为自己做得很对，实际上却在损害自己的健康。要知道，所有花哨的流行茶饮品和瓶装“水果饮料”，都含有几大匙加工过的精制糖。你知不知道，那些“果粒酸奶”含有9茶匙[①]糖呢？可是，你还把它当作健康食品！

我能说的就是，务必小心，保持清醒，真心实意地努力培养一种对真正的好东西——新鲜水果的爱好。我不是要你永远别吃含有精制糖的食品，那不太现实，但是你要了解这个事实，尽量减少食用精制糖，你的身体会以各种方式感谢你。我读过两本揭露食糖阴

①1茶匙约为5毫升。——编者注

谋的书，一本是威廉·达夫蒂的《食糖布鲁斯》，另一本是约翰·尤德金的《甜蜜与危险》。关于这个话题，还有一本很棒的书——莱顿·斯图尔德等人合著的《糖是破坏者》。

9. 进行只吃生食的单一饮食时，许多人愿意吃些坚果。单一饮食佐以坚果本身没有问题，但必须要注意：坚果是浓缩食品，非常容易食用过量，应该尽量少吃，每天不要超过一次。比如，一天吃 10 ~ 12 颗杏仁就足够了，超过这个数就会使你的消化系统负担过重，而这正是你要避免的。如果你做不到每天只吃 10 ~ 12 颗，就干脆别吃了。

此外，每当我吃坚果时（我偏爱生杏仁和生腰果），总是切一些黄瓜片或芹菜段就着吃。这种组合不仅吃起来味道很好，而且黄瓜和芹菜含水量很高，可以帮助坚果更顺利地通过胃部。你可能会因为坚果含有脂肪而质疑吃坚果的必要性，不过，正如前面已经说过的，饮食中含有脂肪是非常必要的，没有脂肪，你就会死去。实际上，没有脂肪，维生素 A、D、E 和 K 就没办法进行分解和利用。重要的是饮食中的脂肪来自哪里。动物性脂肪会导致不良后果，但是生的坚果、种子或鳄梨中含有的脂肪不会有事。

10. 如果你进行一个星期以上的单一饮食，除了蔬果汁、水果、果昔和蔬菜，只吃生的沙拉，你可能会很想吃些熟的东西，但又想继续单一饮食。那么，在沙拉里加些熟蔬菜既可以使清洁工作继续下去，又可以吃到一些比较不易消化的东西。随便选什么蔬菜都行，西兰花、菜花、西葫芦等，可以蒸 1 ~ 3 种放进沙拉里，然后调调味，一顿能满足口腹之欲的大餐就做好了。

如果只进行三四天的短期单一饮食，就不要添加蒸熟的蔬菜了。但是如果准备进行的是一周或两周的单一饮食，就可以在快结束的时候添一些。换言之，在一个星期的单一饮食里，最后两天可以加一些蒸熟的蔬菜；在10天的单一饮食里，最后的三四天可以加些蒸熟的蔬菜。注意，要确保沙拉里的生菜多于熟菜。记住，目标是定期吃生食。

11. 定期单一饮食的一个额外好处是，你的整个饮食习惯都会随之改善。吃过清洁、健康的食品后，你就不愿意随便什么东西都往嘴里塞了。有时候这种变化非常明显，有时候却很细微，但是随着时间推移，你不再有疼痛，不再肥胖，精力大增，自我感觉良好，这时你就会希望一直保持这种饮食方式。你会发现自己在餐馆点餐时更愿意选择健康食品，不再经常吃那些毫无生机的汉堡和薯条——贩卖此类食品的上万家快餐店在导致许多人深受疾病困扰方面负有很大责任。

12. 结束5天以上的单一饮食后，头一两天吃东西要特别注意。如果马上吃很多不易消化的东西，你会感觉很难受，因为你的身体已经习惯了清淡、清洁的生食，马上吃太多难以消化的东西，会使它措手不及。比如，你进行了一个星期的单一饮食，只喝蔬果汁、吃水果和沙拉，如果第8天中午你吃得很丰盛，吃了比萨或炸鸡或汉堡和薯条，晚上又吃土豆、牛排、面包和苹果派，第二天你就会很难受。最好是早晨少吃一点，只喝果汁或吃水果；中午吃一份沙拉和一个烤土豆，如果不太够，再加一片吐司；晚上可以吃一份配蔬菜的面条和一份沙拉。这样一来，你可以慢慢回到吃熟食的模式里，而不是一下子就回到最难消化的食物上。等到单一饮食之后的第二天或第三天再开始吃家畜肉或鱼肉，而且要少吃（关于这一点，下一项原则有更详细的建议）。

13. 这一条相当重要，我甚至想把它列为第四项原则，说的是早晨该吃什么东西。人们从小就接受了这样的观念，觉得一顿“丰盛的早餐”是一天最好的开始，其实并非如此。

至今，我的《健康生活》系列图书在全球共售出超过 1200 万册，近 50 万读者来信畅谈他们的感想，提出问题并对书中教授的原则做出评论。毫无疑问，大家评论最多的就是早晨该吃什么才能保证良好的健康状态，我想在此简要概括一下这方面的信息。

我们要努力实现的目标是清洁自己的身体，也就是清除体内的废物，从而使淋巴系统不会负担过重，不会在淋巴结中积存毒素，不会为疾病的潜入敞开大门。身体的生理活动都有明显的周期性，这些周期叫作生理节律。体内的清洁活动也有节律，效率最高的 8 个小时是早晨 4 点到中午 12 点，淋巴系统在这段时间里非常活跃，忙于把细胞里的废物运送到排泄器官里。

如前所述，消化需要大量能量，因此，倘若早晨吃了很多难以消化的东西，一些本该用于清除废物的能量就不得不转向胃里用于消化。要想最大限度地从 CARE 三原则中获益，从早晨醒来到中午这段时间吃得越少越好。如果你只吃水果或喝果汁就可以坚持到中午，那就再好不过了，因为水果和果汁消化起来几乎不需要任何能量，所以你可以尽情享用。这样，清洁工作就可以在周期内全速运行了。

如果你觉得只靠水果和果汁坚持不到中午，那就试试下面两条建议：

- 在中午之前尽可能只吃水果、喝果汁，次数越多越好。如果一周只能进行两次，那就两次吧；如果可以隔天进行一次，那就太棒了。

- 起码要做到起床后吃的第一样东西就是水果和果汁，即使半小时后你就会吃谷类早餐和吐司。

目标应该是尽量做到中午之前只吃水果、喝果汁。只需一周，结果就会让你大吃一惊，你会发现精力显著增长，明显感觉自己更健康了。数百万人已经了解并实践着这一做法，把它作为生活中的固定内容，享受着它的许多益处。要想成功体验到自己最健康的状态，牢记这一条建议非常重要，千万不要小看它！

14. 有一个问题你肯定会问：“我该多长时间进行一次单一饮食，每次几天为宜？”一般来说，如果你从未进行过单一饮食或断食，或者从未采取任何清除废物、排出毒素的措施，那么可以确信你的身体内部需要一次彻底的大扫除，所以进行单一饮食的次数越多越好，时间越长越好。换言之，开始的时候，应该勤勉地定期进行单一饮食以达到清洁的目的；以后，单一饮食的作用更主要在于保持效果，特别是在你调整饮食以减少食用危害淋巴系统的食物之后。

我能够给你的最好例证就是我自己的单一饮食经历。一开始接触自然疗法和单一饮食时，我的积极性非常高。当时我正生病，身体肥胖、疲乏、疼痛，而且由于父亲去世而整日生活在恐惧之中，他就是因癌症去世的。向我介绍单一饮食原则的导师保证：只要进行一系列单一饮食，同时改善饮食习惯，我的健康状况很快就会达到很久没有体验过的水平。

当时，他看上去非常自信，而我也愿意相信他。长久以来，我一直忍受着剧烈的胃疼折磨，还进行过多次节食减肥，已经对自己每况愈下的健康状况感到极其失望。因此必须承认，当时我对似乎不费吹灰之力就可以把过去那么多痛苦一笔勾销很是怀疑。尽管如此，我还是愿意尝试一下。

我的导师告诉我，因为过去不管什么时候，我总是想吃什么就吃什么，所以我要做的第一件事就是在 5 天之内只喝蔬果汁，只吃新鲜水果。那时候，让我 5 天之内只吃水果、只喝蔬果汁，就等于让我把手指沾湿再插进插座里一样要命，但我还是照导师的话去做了，因为我急需通过某件事来扭转我的人生。第一天最难过，可是到了第六天，我可以吃别的东西时，最不可思议的事情发生了：我感觉棒极了，精力充沛，兴高采烈，身轻如燕，神清气爽，于是我决定再来 5 天单一饮食！做出这个决定的人竟然是我！那个宁愿从一段水泥楼梯上掉下来也不愿意错过一顿饭的家伙！

那时我每天骑自行车，阅读赫伯特·谢尔顿——公认的自然疗法之父——的著作。10 天结束时，我的生活发生了彻底改变，我真不敢相信自己可以这么健康：二十多年来天天折磨我的胃疼现在居然完全不再烦扰我了，体重也减轻了 5 千克以上，我感到精神焕发，豪情万丈，仿佛自己拥有了整个世界。

我的导师有种奇特的幽默感，他用一种职业化的严肃口气对我说：“好，现在你得做个决定。你可以稍微改变一下现在的饮食方式，继续清洁你的身体系统，再减掉一些体重，让健康快乐的感觉达到极点；你也可以回到10天前的饮食习惯中去，让你的健康退回到过去的水平。你会做出怎样的决定呢？”我什么话都没说，只是看着他，我的决定清晰无误地写在脸上。

他告诉我，要想获得最快最好的效果，我应该戒除所有肉食，至少一开始要这样做。然后等我真正好起来以后，可以重新开始吃肉，但是也不能像以前那样天天吃、顿顿吃。

我下决心在减掉23千克体重以前不吃任何家畜肉和鱼肉。除了这些食物，基本上我想吃什么就吃什么，只需注意不要过量。虽然我也吃面包、奶酪和面条这类食品，但主要还是吃水果和蔬菜。我一个星期单一饮食两天，中间隔3天，其中一天只喝蔬果汁，另一天除了喝蔬果汁，还吃天然水果。对于水果和蔬果汁，我可以放开享用。

令人惊讶的是，我在一个月之内就减掉了23千克体重。不仅我的身体愿意自我康复，我也在尽我所能帮助它康复：改善饮食，每天骑自行车，让自己的头脑里充满积极的思想，一心想着我过去做得多好，将来还能做得多好。

我下决心每年至少进行4次为期10天的单一饮食，每3个月一次。接下来的两年里，我分毫不差地做到了，每3个月，我或者在10天里只吃水果、喝蔬果汁，或者在10天里只喝蔬果汁、吃水果和沙拉。其他时间里，我仅吃少量的动物性食物，经常运动，而且每个星期都要进行为期一两天的短期单一饮食。两年后，我的体重一直维持在减掉23千克以后的水平，没有疼痛，过着一种我以为自己不可能拥有的生气勃勃的生活，我明白自己找到了终生受益的生活方式。现在，我每年进行2～3次为期10天的单一饮食，每周单一饮食一两天。

我尝试过很多不同的单一饮食方案。我曾经在3个月里每隔一天只吃生食（水果、蔬菜、蔬果汁和沙拉），其他时间则想吃什么就吃什么，结果真是太棒了，我感觉好极了。当我为了推广自己的书准备第一次电视巡回宣传时，曾有两个星期我只吃水果、只喝蔬果汁，整个月只吃生食。巡回宣传活动惊人地辛苦，3个星期一刻不停地工作，从早到晚接受采访，每天还要坐飞机旅行，我却游刃有余、精力充沛、情绪高昂，就连电视脱口秀节目主持人都惊叹我在巡回期间有多么“精神焕发”。

现在，让我们回到你原先提出的问题上：“我该多长时间进行一次单一饮食，每次几天为宜？”我建议第一次单一饮食进行3～5天，喝蔬果汁，吃天然水果，看看有什么效果。然后每周单一饮食一两天，每三四个月单一饮食7～10天，这取决于你感觉身体需要多大的清洁力度，以及你对清洁淋巴系统以使淋巴结不受废物威胁有多大积极性。正如我前面说过的那样，单一饮食的天数和频率由你自己决定。

我已经说过，有些人喜欢执行比较明确的计划——这样可以免去很多猜测。再打一个简单的比方：如果你坐在独木舟或用桨划的小船里，船底漏水，船里积了很多水，你只有拼命舀水才能防止沉船。一旦船内的水位降低，你就可以松一口气，过一会儿舀一阵，使积水保持在安全的限度内就可以了。对待身体也是如此，开始时，你应该经常单一饮食，每次时间长一点，以便尽快降低体内的毒素水平，之后你就可以不那么频繁地单一饮食，只把它当作将毒素水平维持在低位的一种手段。

在第一年里，每3个月至少进行一次为期10天的单一饮食，这样就是一年进行4次10天的单一饮食，其中两次只喝蔬果汁、吃水果，另外两次只吃生食（水果、蔬菜、蔬果汁和沙拉）。其他时间里，每周至少单一饮食两天，可以是连续的两天，也可以是分开的两天。一年以后，你可以每年继续执行同样的计划，以确保身体的毒素水平永远不会失控，淋巴结永远不会肿大；要是只作为保持措施，你可以把上述方案减半执行，即每年进行两次10天的单一饮食，每周至少单一饮食一天。

要明白一点：单一饮食多多益善！单一饮食次数越多，你就越健康，细胞被逼疯的可能性就越小。然而，你的单一饮食次数可能会太少，因此，你必须寻找自己觉得舒服的单一饮食限度，并反省一下你的动力有多大。随着时间推移，特别是当你体验到定期单一饮食必然产生的那种健康的感觉之后，你就会确切知道在自己的生活方式下进行单一饮食的限度。不要瞻前顾后，马上尝试一下吧！你很快就会明白，单一饮食并不像你想象的那样是个令人生畏的挑战。

15．我请你对最后这一条予以重视。定期单一饮食的明确目标就是清除体内的毒素，使它们不至于造成危害、引发疾病。简单地说，毒素就是毒药，当它们被清除出去时，有时会引发一些不良反应，可能是轻微的焦虑，也可能是严重的不适。要是我可以做出如下断言就好了，你只需进行几次单一饮食就可以把过去的所有不当行为一笔勾销，健康快乐地步入老年生活。虽然这样的事的确经常发生，但有时候，由于各种因素的作用，排毒的过程会非常不舒服，而且没有办法回避。

你现在的某些症状，无论是头疼，还是皮肤病，还是别的什么状况，在好转之前可能会变得更厉害。我希望你明白的是，当身体进行自我清洁时，它首先试图消除的那种症状反而会变得更显著了。你可能会经受真正剧烈的头疼，也可能会为皮肤病加剧而非常烦恼。尽管这种情况听起来非常不愉快，但这是健康状况在发生变化，健康状态在回归，而且这肯定是暂时现象。明白这一点非常重要，这证明单一饮食在起作用，因为是排毒活动增加导致了不适。我不希望你费力地坚持单一饮食几天，没有马上见到好转，相反却感觉很糟，因此就放弃了，还说："这不管用，还让情况更糟了。"

我说的这种不适并不是总会发生，但有时候确实会发生。我的经验是，坚持不懈、充满信心和信任自己的身体非常重要。如果你遇到不适，不要放弃，坚持下去。要对人体无与伦比的康复能力抱有信心，要相信管理身体的无穷智慧正在为改善你的健康状况努力工作。当导致不适的排毒活动结束时，你将拥有重获新生的感觉，这是你耐心等待身体完成它最擅长的工作——自愈——的必然结果。

第一项原则的益处

进行单一饮食，就意味着你给了身体一个清除体内废物的机会，你在清洁自己的淋巴系统以使其重新充满活力，你在预防疾病。请千万别犯这样的错误：不拿单一饮食当回事，小看了它的作用。实际上，它能够帮助你过上健康的生活，而无需担心成为医学统计数据中的一员，这可是你最想实现的目标。

疼痛和疾病给人们带来了无尽的痛苦，破坏了许多人的生活，而且它们具有复杂而令人困惑的性质。因此，我非常理解你起初的反应可能会是这样："什么，有时什么都不吃，或者只吃水果和蔬菜，就可以预防像癌症这么严重又复杂的疾病？"恐怕没有一个问题的解决方法比现在要你相信的这个更简单、更直接吧？如果单一饮食比现在复杂得多、困难得多、昂贵得多，你对它是否会更有信心？前面我说过，一位女性从医院里给我打电话，告诉我她乳房里长了个核桃大小的肿块。她就是通过单一饮食消除肿块的！对她来说，单一饮食救了她的命。

对多数人来说，单一饮食是生活中尚未有过的经历，就算只是为了好奇，也来尝试一下，看看你都错过了什么，这样你会更了解自己的身体。如果你买了一辆车、一台录像机或一部照相机，你会不看说明书，了解它的各项功能以便更充分地利用它吗？你难道不想知道身体的所有功能以便充分利用、没有遗漏吗？身体有一项非常有用的功能，直到现在你对它还一无所知，那么抓住机会探索一下身体里你从不了解的这个部分吧。

如果你有一台传真机或电脑，你很可能会惊叹于这些机器令我们的生活发生了革命性的变化。你经常会听到有人说“真不知道在传真机出现以前我的生意是怎么做的”或者“如果没有电脑，我真不知道该怎么办”。对于那些习惯于严重依赖现代技术奇迹的人来说，这是他们普遍的心声。试想，如果突然不得不放弃这些，他们会有什么感觉？他们必然会很失落。如果他们从未用过这些东西，根本不知道它们可以给生活带来多么巨大的改变，那就是另一回事了。但是，拥有过，使用过，然后再失去，就会让人难以忍受。对于单一饮食来说，情况完全一样，如果你不知道自己错过了什么，就不会有遗憾的感觉。

然而，一旦你亲身体验到定期单一饮食可以怎样改变你的健康状况，改变你的生活，你就永远不想放弃它了。千万别因为单一饮食很简单、又不贵、自己完全可以掌握，就不去尝试它。

只有过一种不会引发不健康状态的生活，才能预防不适和疾病。让单一饮食成为你生活方式中不可或缺的一部分，成为人们一直在寻找的那种“方法”，那种可以最终战胜灾难性疾病及疾病发生之前的常年疼痛和不适的方法。单一饮食是一份礼物，是一份祝福，一旦体会到它的好处，你就会感谢它融入生活的那一天。

我的见证

我觉得有义务在此与你分享我的亲身经历，这可以说是定期单一饮食效果显著的最佳证明。1966 年，我 21 岁，服役于美国空军，被派到越南执行一年任务。在那里，我接触过橙剂，现在患有一种叫作周围神经病变的疾病，两个胳膊上所有的伸展肌都萎缩了，这意味着除非我手掌向上或胳膊肘朝外，否则就无法举起胳膊。当我握紧拳头之后，手就不能再张开了，而且我的两条腿都有些跛。这些问题不会妨碍我做自己想做的事，但是，即便是一个小孩子也可以用单手完成的最简单的动作，我也需要同时用上双手。

橙剂是二噁英的衍生物，是最危险的化学制剂之一。它产生影响的方式非常奇特，接触过橙剂的人无一例外会出现肌肉萎缩，但是这种后果大约 20 年后才会显露出来。我在 1966 年接触橙剂，1986 年肌肉才开始萎缩。

与美国橙剂援助团体联系后，我得知越战期间接触过橙剂的上万人都和我有同样的症状。但是，我跟他们有很大的不同。有证据显示，橙剂会持续不断地在体内扩散，肌肉萎缩 5 年后，受害者不是行动严重受限、离不开轮椅，就是死去；我却不是这样，从开始萎缩到现在已有几十年了，似乎我已经阻止了橙剂的扩散。我是怎么做到的呢？ 1970 年我知道了关于淋巴系统的知识和定期清洁它的必要性。虽然直到 1986 年胳膊开始萎缩，我才知道自己接触过橙剂，但我从接触橙剂之后第四年就开始定期单一饮食，现在看来，这一做法救了我的命。

我告诉你这件事的目的非常明显，既然定期单一饮食能够从奔流在我血管里的致命的橙剂手中救回我，那么单一饮食就可以成为你生活中强有力的工具。如果我受到有史以来最致命的化学制剂的毒害，却仍然能够摆脱困境，想一想你在没有遇到危机之前就开始实施单一饮食能得到什么好处。我的朋友，这就是预防的意义：在健康的时候采取措施就能确保你永远健康。

就我个人而言，全靠单一饮食，我才能活着，才能与别人分享这一救命信息。无论如何，请不要看轻你在这里学到的东西，因为定期单一饮食很可能是你学到的关于健康和长寿的最重要法宝。反正对我来说，确实是这样!

第十二章

第二项原则：逐步减少动物性食物摄入量

在前一章，你对定期单一饮食可以预防疾病已经有所了解。其实，清洁身体内部可以带来数不清的益处，随着你对这一做法的进一步熟悉和适应，这些益处会日渐明显。其中一个比较微妙的变化是，身体会自然而然地倾向于少吃那些会产生最多有毒废物的食物，因为这些食物会堵塞身体并需要巨大能量进行消化和排泄。

你可能猜得到，最符合上述描述的食物是动物性食物。动物性食物含有脂肪、胆固醇、激素、杀虫剂、抗生素、其他化学品和药剂污染物、尿酸及细菌导致的腐败和污染，恐怕很难再找出比它们更能毒害身体的食物了。同时，动物性食物还是结构最复杂、最难以被身体分解和吸收的食物，因此消化起来需要比其他食物更多的能量。此外，动物性食物不含膳食纤维，与各种主要疾病的产生有关，因此你有充足的理由积极寻求少吃动物性食物的方法。虽然动物性食物如今已不再是过去那样的“精英食物”，而且世界各地的权威人士也都建议不要把饮食的重点放在动物性食物上，但是你内心深处仍会萦绕着一个声音，告诉你蛋白质是重要的营养物质，而蛋白质就意味着肉和其他动物性食物。

巨大的蛋白质神话

在向你提供简便易行的减少动物性食物摄入量的方案之前，先简要告诉你一些背景知识非常必要，至少这样你就会明白，为什么人们那么看重这种不太健康的食品。

在美国，产业界的刻意宣传致使许多人罹患疾病，他们在利用人们的无知牟取利润。数十年来，人们不断受到大量单方面信息的冲击，这些信息提倡以动物性食物为主的“4 类食物”饮食方案，其中一半都是动物性食物。他们这么做是为了追求利润，而不是为了增进人们的健康。

有趣的是，最好的蛋白质来自动物这一观点可以追溯到对啮齿动物的研究上。这些研究表明，吃动物性食物的老鼠生存状况要好于吃植物性食物的老鼠。根据对老鼠的这些研究，研究人员武断地认为，对人类来说，动物蛋白也优于植物蛋白。现在看来，这种思维的跳跃性简直不可思议，犹如在暴风雨中双腿打着石膏一跃横跨大峡谷。要知道，我们人类的身体结构和生理特点与老鼠有着天壤之别。

然而，动物性食品业如获至宝，把研究老鼠的结果捧上了天。

虽然后来的研究证明这种结论并不适用于人类，事实上，这种结论非常荒唐可笑，因为老鼠需要的氨基酸与人类不同，它们需要吃蛋白质含量非常高的食物，比如肉类。但是太迟了，关于蛋白质的神话已经诞生，动物性食品业绝对不会任其消亡。

饮食模式

1923 年，美国农业部公布了“12 类食物”的饮食模式。这一模式的奇特之处在于，以 4 种饮食计划为中心，每种饮食计划都围绕这 12 类食物形成不同的组合，以适应不同收入群体的需要。也就是说，对于收入低的人来说，可以从豆类（菜豆、扁豆、豌豆）和坚果类食物中获取蛋白质；对于收入高的人来说，可以从肉类等价格高的食物中获取蛋白质。动物性食物被说成“上流”社会喜爱的食物，从此变得尊贵起来，成为“精英食物”。但是，有个重要事实本该被人记住却被长久遗忘，那就是美国农业部从未说过动物蛋白优于植物蛋白，只是说它更昂贵而已！

12 类食物这个说法一直延用到 1941 年，后来美国国家研究委员会的食品与营养委员会觉得 12 类食物太复杂难记，就将其缩减成“7 类食物”，豆类和坚果与肉类、家禽、鱼类和蛋类列在了一起。从 20 世纪 40 年代开始，美国蛋业委员会、美国乳业委员会与美国家畜肉类委员会发起了轰轰烈烈的宣传运动，盛赞动物性食物含有“理想的”蛋白质。

到 1960 年，现在大名鼎鼎的（也许是臭名昭著的）“4 类食物”成为美国最主要的饮食模式。原本分属两大类的水果和蔬菜被放在了一起，原本属于一个大类的动物性食物被分成了肉类和乳制品两类，豆类和坚果干脆不再作为蛋白质来源列入其中！动物性食物成了山大王，占每日推荐饮食摄入量的 50% 之多，看上去和所有其他食物的总和一样重要。动物性食品业登上了巅峰，其中缘由无需解释。

反动物性食物事例回顾

具有讽刺意味的是，与此同时，美国乳业委员会资助的一项研究发现，乳制品中所含的脂肪与血液中胆固醇水平升高有关。随后的研究进一步证实了这种关系，并确认胆固醇水平升高时罹患心脏病的风险也随之升高。动物性食品业在拼命推销乳制品，同时科学研究却在忙着摧毁神话。

20 世纪 50 年代，证明动物性食物与心脏病有关的更确凿证据意外出现了。对战争期间死去的美国和朝鲜士兵进行解剖时发现，77% 的美国年轻人体内已经出现血管变窄的现象，这是由于他们摄入过多动物性食物导致的粥样沉积物造成的；而在同样年纪的朝鲜士兵的动脉里却没有发现类似的损害，显然这得益于他们饮食中的动物性食物很少，蔬菜和谷类食品较多。

与此同时，对一批世代心脏健康的日本人进行研究发现，其中移居美国改吃以动物性食物为主的西式饮食的人，比那些留在日本继续食用脂肪和胆固醇含量低的传统饮食的人，罹患心脏病的风险要高得多。到了20世纪60年代初期，4类食物的饮食模式存在的严重问题已经越来越明显了。

当研究日益证实摄入动物性食物有害健康时，美国的肉类和乳制品业却加大了宣传力度，鼓励人们多吃肉类和乳制品。进入20世纪70年代，越来越多关于动物性食物不利于健康的证据接连不断地出现，肉类和乳制品业的宣传越来越难以进行下去了。美国参议院营养和人类需求特别委员会把美国最著名的研究人员聚集在一起讨论，他们得出的结论反映出美国饮食模式与疾病之间存在日益明显的关系。他们提出的“替代饮食”不再强调动物性食物，而是鼓励多从植物王国选择食物。这是第一个宣布放弃动物性食物为主的饮食可以增进健康的官方声明。

1977年，一项对上述专家组讨论结果的后续研究发表在一篇题为《美国的饮食目标》的报告里，支持开发新的美国民众饮食模式，并再次降低了动物性食物的重要性。肉类、乳制品和蛋类产业对此发起了声势异常浩大的运动，因此报告里原来的“少吃肉”改为“吃瘦肉”。报告原来的文本在20世纪70年代中期就建议美国人少吃肉，但由于动物性食品业成功地迫使立法者隐瞒了这个消息，所以你根本不知道这回事。

20世纪80年代似乎同70年代一样，在改善美国人的饮食方面取得了很大进展，美国官方进一步建议公众减少食用饱和脂肪酸和胆固醇含量高的食物（即动物性食物）。可是正当一切顺利进行的时候，灾难降临了，一次政府换班差不多敲响了营养改革的丧钟。

强有力的动物性食品业赢得了 1984 年的总统选举，其后教育公众关注饮食的努力遭受重挫。用美国公共利益科学中心负责人迈克尔·雅各布森的话来说："罗纳德·里根当选总统后，美国农业部这个主要的营养教育机构，基本上交给肉类产业管理了。"

里根的农业部长是个养猪的农场主，副部长曾任美国肉类协会会长达 8 年之久，一位部长助理曾经是美国牧场主协会的负责人，土地管理局局长曾是美国科罗拉多州的牧场主，而这个土地管理局负责决定用于畜牧业的公用土地数量。因此，提高公众对饮食与健康认识的努力马上就遭到遏制，一分钟都没浪费，持不同意见的营养学家不是被封了口，就是被免了职。

尽管 20 世纪 80 年代的营养教育颇受冷遇，但是在 10 年行将结束时却弹奏出一个强音，美国卫生部长关于营养与健康的报告、美国国家科学院报告、美国心脏协会和癌症学会的立场声明及其他健康组织的呼吁纷纷出台，全都恳求美国人减少高脂肪和高胆固醇食品的摄入量，特别是动物性食物的摄入量。

如今，我们已经跨入 21 世纪。对于 4 类食物我们持什么态度呢？政府在其中扮演的角色，是帮助我们多一些，还是服从利益驱使多一些？现在，只要是直立行走的人类，几乎没有人不知道吃肉的危险性。你上次看到由于动脉内缺乏脂肪和胆固醇而逝去的死者是什么时候的事呢？

合理饮食金字塔

现在，让我们来看看 4 类食物争议中最让人愤怒的故事。

1991 年，在讨价还价地谋划了 35 年之后，用来替代原来的 4 类食物、更符合人们实际需要的解决方案终于出台了，美国农业部推出了“合理饮食金字塔”（如下图所示）来取代原来的 4 类食物。在金字塔上，尽管每一类食物推荐的实际摄入量没有改变，但是视觉效果有了很大不同，提倡我们摄入的食物占据的地方最大，有害的食物不再占据图表 50% 的地盘。推荐的动物性食物每日平均摄取量是 5 份，而水果、蔬菜和谷物的每日平均摄取量是 15 份，3 倍于动物性食物。在原先的饮食饼状图上，动物性食物给人的视觉印象是摄取量相当于所有其他食物的总和，这完全是一种误导，而金字塔巧妙地纠正了这种明显的不一致。

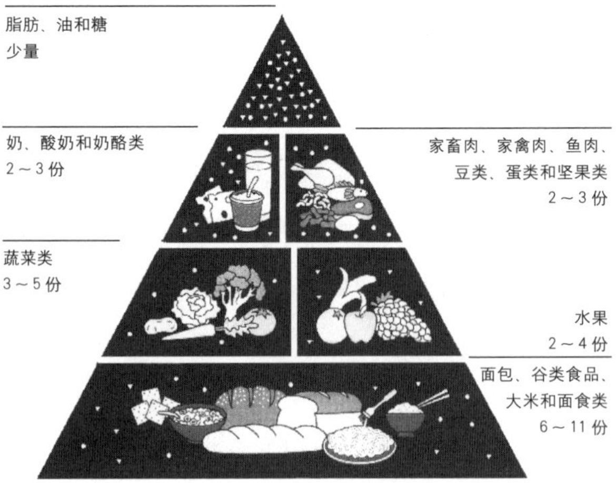

那些我们最该多吃的食物——五谷杂粮——位于宽阔的底部，然后按照推荐摄取量向上排列，依次是水果和蔬菜、动物性食物，最后是脂肪。脂肪位于塔尖，同时建议少量食用。这真是太好了！

但是就在预订的公布日期前几天，美国农业部长爱德华·马迪根撤回了这个方案，这简直就是晴天霹雳。你一定在问："为什么啊？"就在公布合理饮食金字塔之前，马迪根先生与美国牧场主协会的委员们进行了一次会晤。几天后，他收到一封来自美国肉类协会的信，其后美国乳业生产商联合会抱怨说，乳制品在金字塔上太接近脂肪了。接下来我们知道的就是金字塔被抛弃了。美国公共利益科学中心发表了一项声明："美国农业部真是名副其实，总是把肉类、蛋类和乳制品企业的利益置于公众健康之上。"

马迪根先生为撤销金字塔找了一个令人无法相信的理由——金字塔未在儿童身上进行测试，这只能说是欲盖弥彰。难道经过3年的测试，直到金字塔公布之前的一刻他才想到这一点吗？他就是说外星人闯进他家警告他如果公布合理饮食金字塔就毁灭地球，恐怕也不会引起这么多的质疑！

幸运的是，由于愤怒的健康和营养团体施加了极大的压力，备受困扰的消费者最终取得了罕见的胜利，金字塔于1992年重新颁布实施，取代了老旧的食物分类饼状图。美国公共利益科学中心的营养主管对此有个精辟的总结，她说："这个决定表明，至少有时候，公众会取得胜利。"真相是个奇特的东西，它不会离去，它可以被践踏、被谩骂、被扭曲、被腐蚀，甚至被埋葬，但是就像按入水中的气球，它总会浮出水面。在这里，真相已无可争议，不容否认。尽管自私贪婪的动物性食品业仍在为了利益鼓吹其产品的益处，但是为了预防疾病，也为了其他很多原因，我们必须从现在开始减少动物性食物的摄入量。这就是 CARE 计划的第二项原则。

减少动物性食物摄入量的指导方针

很多人都知道应该减少饮食中动物性食物的摄入量，并真心希望少吃这些食物。但是，他们不知道怎么做才能既达到目的，又不至于搅乱生活，而且仍然可以享受就餐的乐趣。第二项原则就是关于怎么做的，它提供了一个逐步改变饮食方式的明智方案，给予你明确可行的计划，而不是简单地喊“减少”！它告诉你如何一天天有步骤地减少动物性食物的摄入量，使你感觉很舒服，没有被剥夺了权利的感觉。

大多数人容易犯的错误是，当他们觉得有必要改变行为模式时，往往会采取孤注一掷的方式。在当前的情况下，需要改变的就是过量食用致命的食物。他们会说，好，我再也不吃这些东西了。随后，当他们发现自己的习惯太过根深蒂固，无法一下子改变时，就会感到沮丧、软弱，或者产生挫败感。CARE 计划的第二项原则，就是要教给你如何通过逐步减少吃惯了的动物性食物，成功地为身体排毒。你可以用最健康的方式继续吃你想吃的动物性食物，不过要适量，并采取新的行动来抵消这些食品的危害，与此同时你还会实现运用 CARE 原则积极地清洁和更新身体的目标。

再次提醒你，你将要学习的这些新技巧只是指导方针，而非教条。每当我给出建议时都不断重复这些话，是因为人们往往视偏离原则为失败，这只会给当前目标的实现平添不必要的压力。我宁愿多说几句解释得更清楚，也不愿意说不透。我根本不可能在一本书里考虑到每个变数、每种生活际遇和每个人的选择，这太不现实了。因此，这些指导方针只是建议的总则，每个人都可以根据自身需要各取所需。

在下页的示意图上，你可以看到标着 A 的区域最大，B 区和 C 区相等，都比 A 区小得多。这个图可以用来说明人们对某种习惯的热衷程度。比如，如果用该图来表示人们运动的频率，A 区可以代表有时运动的人，B 区代表那些每天运动的人，C 区代表那些从不运动的人。

在这里，我要用它来说明人们食用动物性食物的情况。A 区代表那些每天或多或少都吃些动物性食物的人，B 区代表每顿饭都吃动物性食物的人，C 区代表从不吃动物性食物的人。

B 区和 C 区没有变化的余地，或者每顿都吃，或者从来不吃，然而，在 A 区，动物性食物摄入量的可变余地非常大。要想在预防疾病的同时，促进身体内部的清洁，防止淋巴结肿大，保持精力充沛，保持最佳健康状态，就得将动物性食物的摄入量减至 A 区靠近 C 区的阴影部分（虚线右边的部分）。阴影部分的某个点应该成为你的目标。显然，越靠近 C 区，动物性食物的摄入量越少；越靠近虚线，动物性食物吃得越多。

为了实现进入靠近 C 区的阴影部分的目标，有 3 条简单的一般性指导原则可以作为你努力的方向。下面谈到家畜肉、鱼肉和蛋类时，我会用肉类食品一词；谈到奶类食品，如奶酪、酸奶、奶油时，我会用乳制品一词。

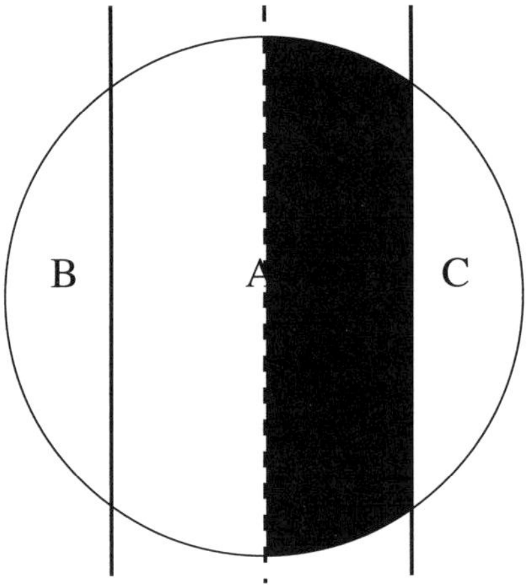

1. 早晨尽量避免食用肉类食品和乳制品。

2. 每天最多吃一次肉类食品，最多吃一次乳制品。有时，这两类食品你可能会吃上不止一次，但是再说一遍，我说的是大方向，每天最多吃一次是你努力的方向。

3. 应该定期安排几天既不吃肉类食品也不吃乳制品。这一点极其重要，身体每天耗费很多能量处理动物性食物，它需要休息。我认识一些人隔天才吃一次动物性食物，也没感觉少了什么，而且他们都非常健康。不吃动物性食物的日子，可以有小小的例外，就是吃土豆或蔬菜时用些黄油，或者烹饪时放些黄油。这么小小地破例没有什么害处，但是无论如何，至少要保证黄油的品质，请不要使用植物黄油，那只是合成脂肪，会大大增加罹患癌症的风险。

显然，在坚持和使用这些原则时越贴近要求，你就越能成功地减少动物性食物的摄入量。有一个方法可以使你更成功地实施这些原则，那就是尽你所能地理解为什么这样做很重要。当你用 CARE 计划清洁身体时，应该减少动物性食物的摄入量，对此我已经给出了充足的理由。这里只是进一步增进你的理解，从而使你能够把这项原则融入生活中，并在未来的日子里从中受益。

第二项原则的益处

这些建议或许看起来太过简单，对于支持淋巴系统预防疾病起不到什么重要作用。然而，事实恰恰相反，如果你认真实施，将它们融进你的生活里，就会对追求健康活力这个目标产生巨大帮助。

我们已经知道，排泄是清洁身体必不可少的环节，就是通过肠道、膀胱、肺和皮肤实实在在地排出体内的废物。如果能量不足，这些活动就无法进行，所以你的饮食和生活方式将对其产生极大的影响。如果你吃进去的大部分食物都是经过高度加工的，是充满化学物质的，是非常浓缩难以消化的，是脂肪和胆固醇含量很高的，是失去了自然本质、添加防腐剂或用射线灭菌的，可以想见你的排泄过程不会很顺利。身体需要太多能量才能分解这些食物，中和其中的有害因子，除非你能像狮子一样每天睡 20 个小时，否则你的身体无法彻底排泄这些食物产生的废物和毒素。虽然多少会排泄一些，但绝不是全部，而彻底排泄正是清洁淋巴系统和预防疾病的关键所在。

改善饮食的重点就在于逐步从饮食中剔除那些已经证明会有害身体的食物。我能告诉你的就是，食物越新鲜越好，越天然越好。你应该减少摄入高度加工的食品、充满化学物质的食品和包装食品，比如咖啡、软饮料和精制糖，等等。你一定知道什么东西对你有害，那些总是告诉我们“有节制地食用”的食物就没什么好处。你永远不会听到这样的劝告——有节制地食用水果和蔬菜。尽你所能少吃有害的食物，定期实施单一饮食，减少动物性食物的摄入量，你就已经处于优势地位了。偶尔的不当行为不会造成问题，因为从总体上说，你的生活方式有益健康。

世界知名的生化学家和研究人员保罗·斯蒂特说过：“癌症的治愈方法不会在显微镜下找到，而是在我们的餐桌上。”来自植物王国的食物越多，来自动物王国的食物越少，你就越不可能逼疯体内的细胞或者罹患其他疾病。

如果你觉得定期单一饮食和逐步减少动物性食物摄入量有道理，并且非常乐意在生活中实施CARE计划的原则，你就将开始以循序渐进的合理方式选择有助健康的饮食，并且乐在其中。CARE计划为你提供了一个全面细致的生活规划，而不是一个随意无序、全靠运气的方案。你用不着期盼效果的到来，从开始实施计划的那一刻，你就会看到效果。

随着你亲身体验到让身体焕发生机的力量，这些原则将永久地改变你对待身体的态度。你原本以为无法控制自己走向不健康的状态，可是现在，你将见证自己有能力通过自身的行动清除不健康的根源，从而获得更高的健康水平和更旺盛的精力，结果会超乎你的想象！最重要的是，你将获得自信，知道你可以健康而充满活力地度过这一生。

第十三章

第三项原则：精神很重要

如果我们想要健康幸福，不仅身体要和谐，心灵也要和谐。

——欧内斯特·霍姆斯：《心灵的科学》

有文献证实，处在消极的状态中，身体的康复能力会极大地降低——消沉不但会使一个人的免疫力下降，就连DNA的自我修复能力也会减弱。

——迪帕克·乔普拉（医学博士）：《强大的康复力》

在我们根本觉察不到的情况下，精神会直接对人体组织产生很多影响。身体对精神发出的信息会做出有意识或无意识的回应。

——伯尼·西格尔（医学博士）：《爱、药物和奇迹》

你对健康、财富和身边每件事的感受都源自你的思想。

——韦恩·戴尔（医学博士）：《真实的魔术》

要使身体完美，先要精神健全。

——詹姆斯·艾伦：《我的人生思考》

无论想要什么，只要祈祷的时候相信你会得到，你就一定会得到。

——耶稣

我们的思想造就了我们的一切。

——佛祖

多年以来，人们就身心的密不可分留下了不胜枚举的妙语佳句，我甚至想就这么不停地列举下去，让七八十条这样的话组成本章。关于精神，可供探讨的有两个部分：一是我们多少有些了解的部分，一是我们一无所知的部分。研究精神犹如研究浩渺无边的宇宙。

实际上，我们对精神的了解，就好像捡起一望无际的沙滩上的一粒细沙。不过，我们所了解的这一点点就已经具有非凡的力量，更何况这还是一种可供我们驱使的力量！美国著名作家诺曼·卡森斯在提到精神时说："人类精神的成长之路仍迷雾重重，而且在很大程度上是世界上最冒险的旅程。"

听过“态度决定一切”“你就是你想象的样子”“人心可以把地狱变成天堂，也可以把天堂变成地狱”这样的说法吗？听运动员提起过“心理游戏”以及它对比赛输赢的影响吗？一位世界知名的网球教练告诉我，赢得网球比赛，10% 靠球技，90% 靠心理。在生活中，你经常会听到网球选手在赛前说“如果我的心理状态好，我就能赢”或者在输球后说“我的心理状态不佳”。

你听过“只要相信就会得到”这句话吗？这句话正说明了通过正确的思考，精神力量可以带来我们希望的一切。

关于精神的力量，关于精神可以使我们强大或虚弱，使我们升华或堕落，使我们康复或染病，世人写下了无数的篇章。然而，虽然有充足的证据证明，只要对精神善加引导，它就可以成为维护健康、促进康复的得力助手，但是在保健领域里，没有什么比精神作用更受到贬损和忽视了。似乎当我们从可见的东西走向不可见的东西时，各种偏见就都冒出来了。只要是与物质世界打交道，我们就会得心应手，因为我们听得到、看得到、摸得到。一旦我们转向生存状态中用物理感觉感知不到的那部分时，大地就会摇摇晃晃，让我们举步维艰。相信精神的治疗力量通常被看作是歪理邪说或胡言乱语。

要想了解这个值得关注的领域，你只需阅读迪帕克·乔普拉博士、韦恩·戴尔博士、露易丝·海、伯尼·西格尔博士或欧内斯特·霍姆斯所写的任何一本书就行了。你将会知道许多人的非凡事迹，了解他们如何利用精神的作用，向身体发出关爱和康复的积极信息，从而治愈了各种疾病，甚至包括灾难性疾病。

身心联系

在物质世界里，人们都知道有些简单而亘古不变的自然法则。例如，种下一颗桃核，就会长出一棵桃树。你可能会说，这是显而易见的。可是，很少有人知道在精神世界里，这个法则依然存在，同样不可改变。

你的思想就像种子一样，种子会长成植物，思想也会变成现实。积极的思想产生积极的效果，消极的思想产生消极的效果。积极的思想不会带来消极的结果，消极的思想也不会带来积极的结果。

尽管很多医学专家都偏重于药物，轻视精神的康复作用，但是大量科学证据证明精神具有惊人的治疗作用。在精神病学和心理学领域，过去的20年里出现了一项惊天动地的身心研究成果。《活出最乐观的自己》一书的作者、宾夕法尼亚大学教授马丁·塞利格曼博士的研究显示，悲观的人免疫力较低，容易感冒，50岁以后出现重大健康问题的概率较高，其身体状况更难以抵挡像癌症这样的致命疾病。

塞利格曼博士的同事格里戈里·布坎农，也是宾夕法尼亚大学的研究人员，他对一群被试者进行了一系列跟踪测试，来判定他们中的哪些人在本质上是悲观者，哪些人是乐观者。据布坎农博士说：那些被认定是悲观者的人10年之内死亡的概率较高，其中那些最悲观的人死亡率最高，31人中有26人死亡。与之形成对照的是，那些最乐观的人，31人中只有10人死亡。

安慰剂效应

“安慰剂效应”为精神对身体的治疗力量提供了最有力、最令人信服的证据。在为确定药物的有效性而进行的研究中，患有同一种疾病的患者被分成两组，一组得到的是测试药物，另一组得到的是假药丸——安慰剂，通常是糖丸。每一组都不知道自己服用的是真药还是安慰剂，如果服用真药的一组相比服用安慰剂的一组病情有显著改善，那么就认定药物有效。但是，一次又一次反复出现的情况是，对某些人来说，安慰剂同药物一样有效。当然，并非每个人都有这种反应，一般来说 30% ~ 60% 服用安慰剂的人会报告疼痛缓解，甚至非常剧烈的疼痛也不例外。

换句话说，相信某种药物或手术有效，确实能够帮助病人康复，增加他们康复的概率；反之，在同样的情况下，如果心存疑虑，就会带来相反的结果，降低康复的概率。几百年前，人们就已经注意到这一现象。20 世纪初，威廉 · 奥斯勒博士作为一名妙手回春的医生享有崇高声誉，他曾经告诉他的学生，病人能够康复往往不是因为治疗本身，而是因为他们对接受的治疗深信不疑。

历史上，精神医治身体的最著名事例发生在 19 世纪初期，艾萨克 · 詹宁斯博士在行医 20 年后，对于给病人用药和开刀的效果非常失望，于是他不再进行这种治疗。为了满足病人求药的意愿，他准备了用面包做成的各种药丸，用面粉做成的各种气味和颜色的粉末，以及用小瓶装的各种颜色的饮用水。令他非常惊讶的是，病人比吃真药时康复得更快。

此后不久，詹宁斯博士就声名远播，行医的范围也随之扩大，抢走了那些用药的医生的生意。在用安慰剂代替药物15～20年后，詹宁斯博士才向医学界的同行和社会公开了他的做法，有些同行对此很感兴趣，另一些则很生气。一些病人说不在乎他给的是不是真药，因为不管那是什么都治好了他们的病；另一些病人则很生气，骂他是冒牌货，不愿意再找他看病，虽然他们吃了他的药以后康复得快多了，但是并不感激他，因为他们付钱买药，就应该买到真正的药。尽管病人对詹宁斯博士的看法大相径庭、令人迷惑，耶鲁大学还是授予他荣誉学位以表彰他的功绩。

安慰剂起作用的原因是，人们相信吃下它有效，他们认为治疗将使他们恢复健康，他们就真的康复了。安慰剂效应为积极的信念有助康复这一事实提供了依据。尽管大量科学证据支持精神拥有治愈力这一论点，但还是有许多当今的“权威”怀疑这一论点的科学性。文献记载了许多关于人们运用精神力量和思想战胜疾病、恢复健康的例子，有时候甚至是很严重的疾病，他们坚信自己可以康复，结果就真的康复了！看一看拉里·多西博士的《能治病的话语》吧，这是一本由医生写成的关于祈祷有助康复的书，非常吸引人，非常有价值！

这种令人敬畏的力量现在就存在于你的体内，除了你自己的思想，没有什么可以阻止你为了自己的利益使用它。你想怎么称呼它都行，积极的心态也好，祷告的力量也好，这种力量都将对你的思想、语言和信念做出回应。如果你明确希望对自身的健康幸福拥有巨大的影响力，而且知道你能，你就可以做到！你认为自己能做主，就像认为自己不能做主一样容易。

让我们先来看几个关于安慰剂效应的令人赞叹的事例，然后再向你介绍能够帮助你转变思想的方法，使你更积极地看待自身控制健康的能力。安慰剂对于缓解心绞痛、关节炎、伤痛、干草热、头疼、咳嗽、溃疡、高血压、癌症和心脏病等都有作用。对宗教信仰的无数研究表明，深信不疑的信仰与疾病症状的减轻之间有着直接关系。一项持续 10 年对老年人的研究显示，那些确实认为自己老了的人，在研究期间的死亡率显著高于那些认为自己还是中年人的人。

能够证明精神具有治愈力的事例不胜枚举，很容易就可以塞满整本书。我将和你分享两个特别引人注目的例证，它们与北美的两大健康杀手——心脏病和癌症——有关。

在 20 世纪 50 年代末 60 年代初，一项缓解心绞痛的新手术取得了很大成功，并随即流行起来。心绞痛是个医学名词，指的是胸部突发的剧烈疼痛，并伴随窒息感。如果不予治疗，常常会成为更严重的心脏病的前兆，因为这是流向心脏的血液受阻的警告，任何经历过这种剧痛的人都不希望重复这样的经历。

这种后来被冠状动脉搭桥手术取代的手术，就是打开胸腔，将某条动脉结扎以便迫使更多血液从别的受阻分支流过，70% 的病人术后感觉疼痛显著缓解。在一项研究中，随机抽取要做这种手术的病人进行麻醉，在恰当的位置切开胸腔，不结扎任何动脉或其他东西就缝合伤口，并告诉病人手术很成功。结果这些病人相信自己做了手术，70% 的人疼痛得到缓解，跟真正做手术的好转率正好相同。

这就是令人赞叹的精神作用！

精神具有治疗作用的第二个例证是我碰到的最令人惊奇的事，讲的是一位生重病的男性存在很多健康问题，其中最严重的是全身长满巨大的恶性肿瘤。所有常用的治疗方式都尝试过又放弃了，医生认为他活不过一个月。那时，有种四处推销的癌症“克星”药叫作克力生物素。这个人听说后，觉得对他会有帮助，就请求给自己使用这种药。他的情况实在太糟了，他一定是觉得试一下也不会有什么坏处。毕竟，他已经快死了。

第一针打下去两天后，肿瘤就缩小到原来的一半大小。之后，他每周打 3 针，10 天后就获准出院了，此时他的健康状况几近完美。但是命运弄人，出院两个月后，他读到一些关于克力生物素的争议性报告，身体马上回到了先前垂死的状态，肿瘤又复发了。医生告诉他别管那些读到的东西，因为他们将要给他使用一批“疗效加倍、超级精制的克力生物素”。出于一种强烈的康复预期，他重新振奋起来，但实际上这一次给他注射的是蒸馏水。然而肿瘤再次消退，他再次享受了两个月没有症状的时光。随后他偶然看到美国医学协会关于克力生物素无效的结论报告，两天后就死了。

无论是什么，只要相信，就可以在精神的作用下变成现实。这种力量如此强大，以至于在一些研究中，50% 服用安慰剂的被试者身上出现了药物的副作用。更叫人吃惊的是，在一个抗组胺药物测试中，服用安慰剂的被试者出现的副作用甚至超过了真正服药的被试者！新近的研究结果表明，安慰剂效应比原先认定的效力要强大两倍，而且当一个值得信赖的医生热切地向病人推荐一种新药时，安慰剂效应最强。

既然人们非常看重权威的建议，常常信以为真，致使预期的结果真的变成现实。那么坐在权威位子上的任何人绝对不应该告诉病人他将要死去或只有很短的生存时间，否则就犯下了不可饶恕的罪行。即使病人只有很微小的生存机会，告诉别人什么时候会死，也是极其傲慢无知的行为，有多少人由于头脑中有了大限将至的念头而早早踏进了坟墓。我想，大概每个人都听说过这样的人，虽然被告知死期将至，却活得比那个期限长久得多。

医生不相信精神能够治愈身体，这是众所周知的。1990 年，美国医学协会对会员进行问卷调查，发现只有 10% 的人相信身心联系这个说法。可是，把有些人依靠精神作用战胜疾病、创造生命奇迹的事例告诉病人，难道不是一件相当不错的事吗？在我认识的女性中，我想不出有哪个做了乳腺切除术的人没被告知：不做乳腺切除术就会死亡，别无选择。这显然是非常错误的。在保健体系中，这种宣判死亡的方式真的需要改一改了。

积极思考的指导原则

读过上面这一段，你恐怕会觉得精神是追求健康活力最有力的工具。然而，对大多数人来说，当前都面临同样的任务，那就是如何才能重新训练自己的思维方式，以便充分利用精神潜在的力量。这种力量存在于精神之中，就如同一棵高大的橡树存在于一颗小小的橡果中一样。在适当的条件下，橡果可以长成一棵橡树，同样，在适当的条件下，精神这一非凡的活力之源也会释放出巨大的潜能。此刻，它正耐心地等候你的指示。

如果你致力于追求健康，定期进行单一饮食并逐渐减少动物性食物的摄入量，再加上真心实意地认为自己可以预防疾病，就会形成一种胜算组合，极大地增加你的成功机会。但是，要改变长期形成的消极思想，或者说不利于目标实现的思想，可不是件容易的事。就像改变其他根深蒂固或习以为常的习惯一样，你要用更有益的习惯将它们挤出去。

你肯定能做到，绝对没问题，你怎么想完全由自己控制，任何时候你都可以随心所欲地改变自己的思想，头脑会对你言听计从。无论你已经消极地思考了多久，你都能够马上用积极的思想赶走消极的思想，这就好像打开黑屋子里的灯一样，不管这栋屋子已经被黑暗占据了多久，只要一打开灯的开关，黑暗马上就会退去。

可能有上百种方法或原则，可以帮助头脑养成一种积极看待日常生活的思考方式，这里仅选出下面 3 条原则供你参考。我和其他成千上万人已经使用这些原则取得了巨大的成功，你也一定可以使用这些原则获得远离病痛的新生活。

1. 提出积极的问题。

2. 把自己的心愿写出来。

3. 承认并接受多个“我”。

提出积极的问题

这个方法能够带来非比寻常或奇迹般的效果，而且使用起来极其简单有趣。我最早是从安东尼·罗宾斯那里获知提问的力量的，他是畅销书《无限的力量》和《唤醒心中的巨人》的作者。我们俩是二十多年的老朋友了，他是我见过的最积极乐观的人之一，而且始终如一。

可能你根本没有意识到，但是你不停地在向自己提问题，有时出声，有时不出声，你的大脑都在不停地给出答案。当你向大脑索要什么的时候，大脑会快速回应、给出答案。它就像存储着数百万条信息的计算机一样，你输入一个问题，屏幕上马上就会弹出答案。不管你向自己提出什么问题，好的还是坏的，都会得到一个答案。所以，如果你问："我为什么总是减肥失败？"大脑就会告诉你原因："你吃得太多，你不够努力，你不太认真，你运动太少，你生来如此。"总之，大脑会给出一个答案。因此，你提出的问题有种力量，能在你的生活中创造积极的一面，也能创造消极的一面。如果你反过来问："怎样才能做到快乐减肥呢？"难道你不想知道这个问题的答案？

你问过下面这些问题吗？

为什么我总是止步不前？

为什么这种事总是发生在我身上？

为什么某人总是对我不好？

为什么我这么胖？

为什么我总为了某件事受苦呢？

如果你问自己为什么做不成某事，大脑就会告诉你为什么，这样只会使你的处境更糟。改变这一切的秘密武器就是提出积极的问题！问题提对了，你的生活马上就会产生重大而积极的变化。这与你选择的关注对象有关，要知道，你关注什么，就会得到什么。选择要由你来做，而不是别人。你可以关注生活中好的一面，也可以关注不好的一面，这全都取决于你自己！

如果电视新闻里刚播出一起令人发指的罪案，稍后又播出一群人带着孩子拿着气球去养老院看望那里的老人，为了给他们的生活增添一些欢乐。你会更关注哪件事呢？有些人只关注世上的痛苦磨难，也有些人选择去看世上存在的善与美。究竟是关注生活中积极的一面，还是关注生活中消极的一面，你永远都拥有选择权。

如果你只关注事情如何不顺利，那么它们就无法顺利！相反的命题也成立，如果关注事情如何才能进展顺利，那么它们就会很顺利。记住："只要相信就会得到。"

你与那些取得骄人成绩、看上去永远积极乐观的人唯一的差别就是，你们关注的角度不同，对自己提出的问题不同。可以肯定，像安东尼·罗宾斯这样的人，以及那些你最敬佩的人，他们不会问自己消极泄气的问题，他们提出的问题应该是"我怎么才能改变现状进而受益"，而不是"为什么这种事总让我碰上"。他们提出的问题总是不断激励他们取得一项又一项新成就。

如果你希望在健康方面实现目标，就必须决定自己将关注什么并提出什么问题。积极的问题将改变你关注的焦点，进而改变你的生活。有没有听过这个故事？有个人不停地懊恼自己没有鞋子穿，后来遇到一个根本没有脚的人，他关注的焦点马上改变了。

这一切听上去很简单，甚至很傻，但是真的会造成巨大的差别。如果你对面前这个强有力的方法视而不见，那可真是太悲哀了。

当你追求健康幸福、没有疾病的生活时，要一直问自己积极向上的问题：

今天我怎么才能让自己更健康些呢？

我能做些什么来帮助淋巴系统清除体内的毒素和废物呢？

怎么做才能让运动变得更有趣、更令人愉快呢？

我该怎么使用我拥有的新发现的能量呢？

我做了什么好事，才如此幸运地发现了这样的信息呢？

经常问自己积极的问题，这将在你周围创造一种积极的氛围，好事自然会发生。如果想问这样的问题：“你觉得这个办法真的有用吗？”趁早打住，不妨改问：“怎样才能让这个办法起到作用？”

从明天早晨起，你就可以做点事情，逐渐让自己变得越来越强壮，对积极地清洁与更新身体更有信心。每天早晨起床前，拿出几分钟，用一些积极的问题来开始新的一天。

你是否曾经在早晨醒来时心存疑问“为什么我今天必须去工作”，或者想过其他消极的问题？这样开始新的一天不是个好办法。

要是你醒来时问自己“今天我可以做点什么让这一天变得更快乐”，那情况又会怎样呢？

如果你能想出一组具有普遍性的积极问题，每天早晨问问自己，你的整个生活都会因此而充满活力。下面列举一组作为示例，不过，我希望你能自己增加一些问题：

在生活中，我最满意的是什么？

我应该感激的是什么？

谁是我的朋友？

谁爱我？

我深感自豪的成就是什么？

跳下床处理一天的事务之前，先躺在那里问自己一些积极的问题并简单回答，提问和回答一共只需三五分钟时间。

如果每天你都有这样的开始会怎样呢？你可能会充满积极向上的活力！如果这能同刷牙一样成为你每天早晨的习惯，假以时日，你一醒来就会马上进入积极的状态。头脑就是通过这种方式得到重新训练，从而能够以你渴望的、对健康生活有帮助的方式思考。最后想想下面这个问题：“你很乐于做出积极的改变以改善自己的生活，而眼下就有能够帮你实现目标的工具，这难道不是很棒吗？”

把自己的心愿写出来

你是否曾在别人的家里或办公室里，看到墙上、书桌上或茶几上有激励劝勉的格言警句？你觉得为什么要把这些东西放在如此显眼的地方呢？你的家里或办公室里也有这种激励人心的话语吗？如果有，为什么这样做呢？答案再明显不过了，摆放它们的用意就是为了激励主人，唤起主人对一切积极美好事物的向往。当你读到一则关于爱、幸福、成功或者生活中其他好的方面的格言警句时，那一刻你是否感觉很好？如果这些话语恰好与你当时的某些经历相吻合，你难道没有抿着嘴频频点头，心想“当然，当然”吗？就好像那句话是专为你写的。

白纸黑字具有非凡的力量，“文字的力量胜于武力”这句智慧的格言，就极好地阐明了这一点。写在纸上的文字能让你哭让你笑，让你悲哀让你高兴，让你生气让你同情……当你阅读时，所读的东西会印刻在你的心灵深处。

写下来的东西蕴含着一股力量，这就是为什么那么多人愿意经常通过写字来确认自己的想法。比如，有人急切地想找到一份收入和专业都称心如意的工作，就可能这样陈述自己的想法：“我知道自己要找的完美职位很快就会出现。”每天写 1 遍、10 遍乃至 100 遍，这一想法就会成为这个人意识的一部分。这种思维方式就是除了自己想要的，不给任何其他想法留有余地，这就是为什么那么多人愿意把目标写在纸上的原因。有很多关于设定目标的学习班，教给人们如何利用设定目标来引出自己想要得到的事物。在这些学习班里，无一例外都要求人们把希望出现在生活中的事物写在纸上。

也有人会每天早晨在纸上写下一个词，作为全天关注的焦点，诸如“健康”“爱”“平和”“同情”“宽恕”“成功”“欢乐”“集中注意力”或别的什么词。今天写这个，明天换另一个，每天只关注一个焦点。

还有很多这样的方法，不仅可以利用书面文字引来你想要的事物，而且可以训练你的头脑关注积极面而不是消极面。有一个我用了多年的方法与提出积极的问题这一方法相得益彰，就是把一件事当作事实写出来，而不对它提出问题。这样的陈述可以写成一条，也可以写成多条，你愿意写多少条就写多少条。把你希望发生的事用陈述句整洁地写在一张纸上，例如：

- 我的身体日渐清洁、强壮、健康。
- 我的淋巴系统正以最优的效率运行，预防癌症的发生。
- 我的淋巴结现在很清洁，而且以后都会是这样。
- 对各种可能发生的情况，我都会坦然接受。
- 我喜欢我选择的工作，它很重要。
- 外部环境不能扰乱我的幸福，我能够主宰自己的幸福。
- 我的生活充满拥有健康幸福所需的全部能量。

在我家，到处都贴满了这样的愿望。我很高兴与你分享一段我多年前读到的文字，自那以后我每天都要拿来读一读，有时还要读好几遍。它就贴在我写作的书桌上，在开始一天的写作之前，我总要先读一下。

> 我不断前行，获得力量也给予力量。我从力量中来，同时把力量带进我做的每件事里。我调动内心的爱与智慧引导我正确利用自己的时间和才能，为生活增光添彩。

记住，类似的话可多可少，什么主题都行，这由你自己决定。写好之后，将你认为最具激励性的话语摆放在白天肯定可以看到的最显眼的地方——书桌上、冰箱上、汽车仪表盘上都行。接下来，你要承诺每天至少读一遍这些直指内心的文字。只要你觉得方便，一天当中任何时候都可以，早晨醒来时，晚上睡觉前，或者吃午饭的时候都可以。这并不需要花费太多时间，我觉得读这些文字花的时间比查看今晚有什么电视节目需要的时间还要少。读的时候，不要只是机械地读，要充满感情、坚信不疑地读给自己听，要真心实意地读！

现在，你可能要问，建议每天只读一遍，为什么还要把它们放在显眼的地方呢？如果你问出这个问题，就表示你看书很认真。原因就是：作为一个作家，我在书桌前度过的时间非常可观。我把这些话放在伸手可及的地方，当我停下来思考一些与工作有关的事情时，一眼就能看见它们。这么做有两个好处：一是读上一两句话很容易，读完马上就可以重新集中注意力并为身体补充能量，确保我的思想积极向上；二是随着每天阅读这些话成为习惯，持续几个星期或几个月后，仅仅是看一眼写着句子的那张纸，就马上可以获得与读句子相同的效果。

你知道那张纸上面写了些什么，所以每次只要看到它，就可以让你的思想保持正确的方向，也就是积极的方向。你随时可以增加或删减这些话，而且一天想读多少遍就读多少遍，当然最少要读一遍。请千万不要小看这个方法，你很快就会发现它强大的效力。

承认并接受多个“我”

你是否说过类似的话：

> 我不知道自己怎么了，这根本就不像是我。
>
> 我自己跟自己斗争了半天。
>
> 我下不了决心，总是瞻前顾后。
>
> 要是那么做的话，我永远都无法原谅自己。
>
> 我忽而想往东，忽而又想往西。

这些话听起来是不是很耳熟？可能我们每个人都在这时或那时说过这样的话，就好像我们体内住着不止一个人，他们各有各的好恶和需求，都在争先发言、竞相做主。这个说法对你来说或许有点奇怪，但是世界各地有许多人都赞成这个观点，全球最有趣的哲学家乔治·古尔捷耶夫还就此写下了大量文字，他的作品已经成为全世界很多人研究探讨的课题。

古尔捷耶夫哲学思想的一个主题就是我们有很多个“我”，但是自己却意识不到。由于我们只有一个身体、一个名字，所以我们认为自己就是一个人，实际上却不止一个，可能有数十个甚至上百个自我全都希望取得发言权。

当提到多个“我”时指什么呢？多个自我是你的不同组成部分，在不同的时间要求不同的东西。比如“我想认真开始节食减肥”，当说出这些话时，你是真心的。但是这天的另一个时候，这个自我的决心动摇了，于是另一个自我说：“我想随心所欲，大吃一通。”这两个自我都想占上风。

“就这么办，以后我每周至少运动 4 次，每次半小时。我要锻炼身体。”你说这话的时候信心十足，可是随后：“我要考虑的事情太多了，下个月吧，下个月第一件事就是开始运动。”

我想打扫打扫车库。

我想歇会儿，读读小说，吃点巧克力。

我要多加会儿班，来巩固我的位置。

我急于赶回家，忘掉工作上的事。

我想读本好书。

我想看场电影。

今天中午我要吃顿健康午餐。

我想吃汉堡和薯条。

周末我想多陪陪孩子。

这个周末我只想放松一下，什么都不想干。

今晚我想出去。

我想待在家里。

这样的对话没完没了，几乎在我们生活中的每个场景里都会发生。事实上，这里的每一句话都出自真心！当说出它们时，那个当家做主的自我是代表整体发言的，当然，另外那么多个自我可能不同意，但是当时没有发言权。这可以用来解释人们为什么经常做出决定却不执行，一个自我做出的决定，另一个自我置之不理。就好像有人以你的名义开出一张支票，却让你来兑现，你也会置之不理一样。

了解生活的这个方面会让你如释重负，你可以逐一辨认体内不同的自我，慢慢熟悉它们。一旦你知道了都有哪些自我以及它们各自的行事特点，你就可以把它们与最认同你追求健康生活的那个自我组合起来。你会知道，体内有真心愿意合理饮食、经常运动的自我，也有不想这么做的自我，仅仅是明白这一点就算是一个突破。

每个自我，不管是积极强大的，还是消极虚弱的，只要有机会都想按自己的方式行事，做自己习惯做的事，不愿意让步，更不愿意让别的自我占了先。

对于那些不知道体内存在很多自我的人来说，这会让他们心乱如麻，他们根本不知道是什么让他们如此犹豫不决、痛苦万分。但是当你了解情况以后，你就可以观察不同的自我，甚至可以对着那些不关心身体健康的自我大声呵斥：“你怎么又回来了？又企图叫我不管自己的健康，是不是？”当然，这样的质问应该私下进行，如果你当着别人的面这么做，他们可能会以为你疯了，非把你抓起来不可。站在那里对自己指指点点，劝告自己离自己远一点，难免会招致别人的误解。但是能够观察到不同的自我在同一天里出现并能够勇敢面对它们，应该是很有趣的事。只有承认它们的存在，你才能控制它们、管理它们。

知道多个自我的理论后，下次你再说什么“真不敢相信我吃下了那些甜甜圈，真不知道我是怎么想的，我可正在努力清洁身体、找回活力啊”，你就知道那是两个不同的自我在主事了——一个想用 CARE 原则爱护自己，另一个却贪图片刻的享受，全然不顾这么做多么有害。对这种现象观察得越多，你就越熟悉自己的不同面目，越有可能把支配权交给那些支持你实现健康目标、保持积极心态的自我。

你也不用再为难自己，不用再为某件事不该做却做了或某件事应该做却没做而悔恨不已。只需明白不同的自我在某些时候会更强大些，要学会原谅自己，因为这是人性的脆弱。最好的办法是强化积极的自我，而不是为消极自我的行为悲叹。

多个自我竞相争夺支配权，好比一栋正在施工的房屋却没有负责指挥工人的工头。由于没人安排这些工人的具体工作，每个人都觉得自己最清楚该怎么做，都试图控制全局，但是别人却觉得自己能更好地控制局面，于是分歧就产生了。

建造房屋处于无序状态，简直就是一片混乱。唯一的转机就是工头过来给每个人安排合适的工作，组织整个团队分工协作。具体到多个自我，“工头”就是强大、积极、追求健康的自我，它致力于让你的思想保持正确的方向，使你的生活处于最有利的状态。想让这个自我更强、更有能力管理其他自我的唯一途径，就是运用某些习惯性做法强化它，赋予它力量和自信。你的体内有一个自我愿意相信也确实相信，你有知识、有办法、有能力过上远离病痛、充满健康活力的生活。

但是，也有一个自我不相信这些，所以你应该尽可能强化积极的自我，压制消极的自我，这对获得最后的成功至关重要。承认你有不同的自我，有意识地提出积极的问题让强大的自我回答，把你的心愿写出来，你就向强化那个强大、积极、追求健康且知道自己永远不会生病的自我迈出了一大步，使它在你的生活中处于支配地位。

情绪与自愈

在预防或治疗癌症方面，还有最后一个问题我必须要讲，尽管这个领域非常重要，却很少受到关注。正如前面提到的那样，导致细胞发疯的因素很多，而我主要关注的是饮食对健康的影响，因为我相信饮食是主要的危险因素，而且饮食正好是我的专长。

有专家学者指出：压抑那些得不到宣泄的怒气，加上缺乏自爱，是导致各种疾病的重要因素。尽管这个领域我并不精通，可要是不提醒你注意，不鼓励你对生活中的这个方面进行深入的探求，那就是我的疏忽了。为了帮你这么做，我要向你介绍一位非凡的女性，希望你看看她的作品。

露易丝·海是一位国际知名的作家和演说家。我有幸与海女士有过交往，我可以毫不犹豫地告诉你，她是我见过的最有爱心、最有同情心、最热心的人之一。单单是跟她同处一室，就可以使你精神振奋，心中充满美好的情感。

海女士曾被诊断出患有无法治愈的晚期癌症，医生说她即便接受再多的手术，也没有生存下来的机会。最后她拒绝了所有的医学疗法，转而集中精力寻求她为什么有否定自身的消极情绪。她仔细审视了从小到大经受的责难，认识到这些悬而未决的问题在她内心极度发酵，最终导致了癌症。同时，她积极采用清洁性饮食为身体排毒。

露易丝·海彻底地治愈了自己！这是我听说过的最不寻常的自愈事例之一。确诊后短短 6 个月，医生就告诉她找不到一丝癌症的踪迹了。这已是很多年前的事了，此后一直没有复发过。

你可以买到很多海女士写的书。我建议你读一读《生命的重建》[1]一书，这本书在全世界拥有数百万读者。我认识一些人，他们只读了一遍，生活就发生了改变，你完全可以成为他们中的一员。

① 露易丝·海的《生命的重建》于 2024 年 1 月由南海出版公司出版。——编者注

CARE三原则的益处

你变得越强壮，就越愿意遵循我给出的 CARE 三原则。使用这些原则的频率完全取决于你的意愿。你想尽快开始清洁你的淋巴系统，让它变得更强壮，进而靠它来保护自己远离疾病吗？对于远离疾病和疼痛，过上健康长寿、充满活力的生活，你究竟有多大决心？

这些都是我们要认真思考的问题，晚上躺在床上，独自一人在黑暗中思索时，这些问题就会萦绕心头、挥之不去。遵循 CARE 三原则，相信它们能够奏效，相信疾病永远不会进入你的生活，你就能够健康一生，对自己是命运的主宰者满怀信心。

第十四章

你可以选择

伊萨克·科克博士发表在《纽约时报》上的一篇文章中有这样的话："乳房是一个特殊的腺体，其作用被低估了，其复杂程度远远超出人们的想象。"我想再加一句，女人的乳房正好在它该在的地方。同样，男人的前列腺及其他人体器官都是如此。它们不应该被切除或损毁。你完全可以预防体内的细胞发疯，这毫无疑问。但我知道这个任务相当艰巨，特别是当本该知道如何预防的专家们声称他们不知道的时候尤其如此。

在本书中，我提供了一种既能预防细胞发疯又能预防之前常年的疼痛和不适的方法。或许还有别的方法，如果有的话，我希望有人能够发现它们，并提供给世界各地的人，从而终止种种痛苦。预防细胞发疯不是一劳永逸的事，要是有一种针剂、药丸或别的什么"魔弹"可以完成这个任务而不需要持之以恒的努力，那当然好了，可惜没有，事实就是这样。

如果你家的大门太矮，每次进出都会碰到头，那么要防止碰头，只需将门加高，问题就解决了，也不用犯愁了。预防疾病可没有这么简单，靠一次行动是绝对无法完成的，要靠你选择的生活方式。你既可以选择一种为疾病敞开大门的生活方式，也可以选择一种能够为你带来健康、让你充满活力的生活方式。显然，要真正预防疾病，持之以恒的努力必不可少。

或许有人指责我太天真，居然认为清洁淋巴系统、减少动物性食物摄入量和保持积极的心态就可以预防我们称之为癌症的疾病，要知道，这种疾病看上去复杂难懂，就连医学界的权威现在也摸不着一点门道。但是请问：要是我说对了会怎么样呢？要是本书提出的方法能完成这项工作呢？如果这个方法有效，那么我不是医生，以及该计划简单直接、不需要接受昂贵的诊断、不需要进行破坏性治疗，这些又有什么关系呢？

我不是说本书将终结这种疾病，但是我可以告诉你，对许多人来说它肯定可以起到预防作用，没准你就是其中之一。尝试一下我的建议你会有什么损失呢？就算我说错了，可是清洁身体内部使其更有效地运转，减少摄入每个健康专家都建议少吃的食物，保持积极的心态，又会造成什么危害呢？

你还有什么别的选择呢？记住，专家们不知道如何预防癌症，而且只有 5% 的研究款项用在预防上。如果坐等什么魔弹，你可能会落到任人宰割的境地。必须避免这种情况，而要做到这一点，你必须一心想着预防、预防、再预防。如果你觉得别人提出的疾病预防方案比你在这里看到的更合理，那就照着做吧！这当然是可以的。千万不要什么都不做！

如果你按照建议等着早期发现疾病，那到时候你就已经患病了。我敢保证，如果听到“对不起，你得了癌症”这样的话，你一定会竭尽全力避免失去乳房或前列腺，避免进行化疗。不要再等待！现在就行动起来，预防才是关键。

德芙拉·李·戴维斯是公众健康政策专家，也是美国国家科学院全国研究委员会的常务委员，她从1989年就开始担任这一有声望的职位。在因癌症死亡的今昔对比方面，她进行了系统的数据汇编。在美国，人人都为宣传花费甚巨的抗癌战争的巨大失败感到痛苦。戴维斯女士深知这一情况，在要求变革方面，她可没有遮遮掩掩。

她明确指出：美国国家癌症研究所1982年制定的目标——20世纪末将癌症致死人数减少50%——今天看起来很荒唐。实际上，死亡率比三十多年前抗癌战争开始时更高了。在提到有必要就饮食和运动等生活方式及环境因素的改进行进一步调查时，她说：“美国在癌症的预防上没有投入足够的研究资金。”她也给出了一个似乎合理的原因：“治疗癌症时，可以通过药物和手术获得利润；可一旦癌症得到预防，就谁都赚不到钱了。”

你可以想象，她的公开立场并没有使她得到癌症医疗体系的喜爱。幸运的是，在这个体系之外，还有一些进步开明的医生，纽约阿尔伯特·爱因斯坦医学院的心脏病系主任埃德蒙·索南布利克博士就是其中之一。用索南布利克博士的话说：“公众想要戏剧性的转折，但是预防更重要，主要的切入点必须是预防。”

《纽约时报》上一篇关于戴维斯女士的文章结尾说，她在仔细考虑预防的支持者到底在哪里，培养一群支持者到底要付出多少努力。或许我太理想化，或许是出于一厢情愿的积极乐观，反正我认为你就是那个支持者。当你采取行动利用CARE原则关注自己的身体、清除疾病的根源时，你就远离了那些通过疾病牟利的团体和说“不知道”的人，你就成为了“保健体系”中真正重要的部分。这一体系是由追求健康的人们组成的，他们把自己的生活和健康掌握在自己手中，过着造物主希望我们过上的那种充满活力、蓬勃向上的生活。

恭喜你，愿你一切顺利。

附　录

附录一

水的魔力

人类探索太空获得的所有图像中，最不朽的要数一个蓝色的小星球围绕银河系偏僻角落里的一颗普通恒星旋转的景象了。从太空望去，我们的星球看上去很脆弱。在天文望远镜能够观测到的所有星球中，地球的蓝色是独一无二的。让地球如此超凡脱俗的就是水，水不仅赋予地球颜色，而且使它有能力庇护生命。从最纯粹的意义上说，水就是生命。这是因为，没有水，生命就无法存在。认识到我们这个星球的独特之处，以及水对于生命和健康的重要作用，我们会以一种全新的敬畏眼光看待水。当我们礼赞自己奇妙的生命历程时，必须承认水在其中的重要性，并努力了解水对健康的重要作用。

水不仅仅是“水”

就像水是我们这个星球存亡兴衰的关键一样，水和补水也是我们身心健康的关键，医学最终发现了这一点。我们早就知道水是我们生存的根本，可是直到现在我们才明白水对健康至关重要。借助关于水的新科学知识，我们可以进一步强化其复杂的化学构成。水不再仅仅是水而已，如今，先进的集补水和营养于一身的新一代饮用水旨在带领我们超越单纯的生存状态，成为身体强健、表现优异的个体。关于水的新发现和新技术将在 21 世纪对全世界人民的健康产生深远影响。

要使我们自己及家人充满健康与活力，学习一些有关水的知识是很明智的。我写下一些这方面的入门知识，希望可以帮助你了解水的重要作用、一些新的科学技术，以及市面上现在可以买到的水的类型、瓶装水的水源等，为你答疑解惑。

这些有关水的入门指南将介绍你所拥有的 4 项水权益，以及一种新的饮水之道。这些知识可以让你从今往后踏上健康之路，获得标准身材，达到最佳状态。

水星球上的水生物

我们的蓝色星球浸润在水中，因水而得色。作为这个星球上的生命，我们的身体也主要由水组成，血液的 90%、大脑的 85% 和身体其他部位的70%都是水，就连我们的骨架中也有30%的水。我们的体液就是体内的海洋，调节并推动身体的各项功能正常运行，就像水和水循环统治地球上的各种生命有机体一样。从这个角度看，水在饮食和保健中起着重要的作用，尤其表现在水是身体用来清除食物和空气导致的细胞废物和毒素的有力工具上，因此我们必须关注每日饮用水的数量和质量。作为水星球上主要由水构成的生物，我们理应把每天充足饮用高品质的水当成一件头等大事。为了健康，我们每天要做的最重要的决定就是饮用水的品质和数量。如果你每天的选择都很正确，就为健康打下了重要基础，就会在不久的将来获得健康活力。保健专家和水科学家建议，每天至少喝两升水，但最终喝多少取决于你的体形和生理、心理活动的强弱。

万能的溶剂

水可做溶剂，这使它成为维系地球上各种生命的特殊因素，也成为我们身心健康的根本。水的溶解性为我们输送营养，所有活的有机体都需要水来溶解它们的食物，植物的根茎只能吸收溶解后的营养素，我们人类吃下的食物也需要溶解后才能进入血液中，真正被身体吸收利用。这就凸显出全天充分补水的必要性，以及摄入具有良好补水性和溶解性的高品质饮用水的重要性。并非所有天然水或无数瓶装水公司提供的水的品质全都一样。如今，新的水科学和先进的水技术能够改变水的结构、渗透性、溶解能力和营养价值。水既是营养进入细胞的载体，也是废物和毒素从细胞和体内排出的载体。摄入足量高品质的水看似简单，却是获得健康活力最根本的途径。这些高品质的水具有良好的补水性和营养价值，更有活性，能量更高。

关于健康与水的新思维

把健康和水放在一起讨论之前，让我们先看一些关于水的基本事实和新的科学思想。你已经知道，水在人体内的基本功能就是充当溶剂，就是这种溶剂——水和它的电化学成分——起着调节身体各项功能的作用。而关于水和身体的新科学思想就是：由于脱水、有毒废物积聚或饮用水不干净导致的水代谢紊乱，会造成化学反应失败或能量流中断。化学反应会在体内产生能量，如果化学反应和能量传递出于某种原因减缓或中断，痛苦就会产生，不平衡就会发生，大大小小的身体机能就会受损，疾病也随之而来。很少有人听说过关于水的这些简单的科学事实，因此，很少有人知道补水至关重要的价值和正确饮水的意义。当我们审视能够带来健康活力和最佳状态的基本事项时，列在第一条的就是“喝足量的好水，正确补充水分”。

正确饮水，正确补水

水不再仅仅是“水”的原因主要有以下 3 条。第一，没有两种完全一样的水。今天我们所喝的每种水都有不同的来源、性质和名称，比如自来水、井水、瓶装水、过滤水、纯净水、泉水、矿泉水、蒸馏水、软水、硬水、去离子水、电解水、结构水，等等。如同食物一样，有些水纯净、有活性、有益健康，而有些水则没有活性，甚至更糟的是会招致疾病，还可能带来死亡。第二，不是所有的水都具有相同的补水性。因此，仅是例行公事般喝够每天所需的水量，恐怕无法满足身体补水的需要。科学家对补水的效果进行研究后认定，即使细胞外面的水分很充足，如果这些水不具备正确的电化学混合比例及适当的表面张力，也不可能进入细胞内。结果就是，细胞内部会发生脱水。第三，关于水的新科学知识已经出现，经过科学加工和强化的高级饮料——运动配方水和营养配方水等已经面世。

补充水分，获得健康

进一步分析有关水和补水的研究就会发现：当水分充足时，人体细胞会变大，并引发一种治疗机制，这种治疗机制是细胞内酸度降低、脂肪燃烧加剧和 DNA 修复等过程的结果。相应地，当身体脱水时，细胞就会变得干瘪，引发一种与治疗相反也就是致病的机制，先是细胞内酸度升高，毒素就会开始堆积，而毒素堆积会导致身体内缺氧，可能造成 DNA 损伤，以及产生自由基而加速衰老的进程。因此，今后首要的任务就是：补充水分！

不要饮用未经净化的水

一方面，水的普遍溶解性为地球带来了生命，也为人类带来了营养和健康；另一方面，其溶解性也会导致我们中毒。无论我们往地球的水体和生态体系里倾倒什么化学毒素，它们都会被水溶解，最终进入人类体内。雨水溶解了我们排入空气中的化学气体和微粒，然后降落在地球上的江河湖海里，进入地下水系。雨水落在土地上，渗进土壤里，溶解并吸收了接触到的所有物质，比如农药、化肥、杀虫剂和人造化学品，然后流出地面成为泉水或者井水，我们会为了自用或商用从中取水。水的溶解性在今天看来，既是祝福也是诅咒。一项研究范围很广的政府调查报告指出，美国大部分地表水和地下水都不同程度地受到化学污染。据美国环境保护局 1999 年 8 月发表的声明说："在美国，有 2 万平方千米的湖面及 5 万千米的河流和海岸线不适合游泳和垂钓。"你不需要成为科学家或化学家就能明白，如果那里的水不能游泳或者那里的鱼不能吃，你肯定不想喝那里的水。因此，不管我们要喝的水取自哪里，最好都是经过净化已经清除了所有天然或人为污染的水。

体内水分的流动

尽管各种估算不尽相同，但一般来说人体的2/3都是水，约占体重的50%。多数差异与年龄、体质和性别有关。婴儿体内脂肪含量低，骨密度低，所以身体的75%都是水。体内的水分含量随年龄增长而递减，年老时，水只占体重的40%～50%。通常来说，女人的脂肪比男人多，由于在所有身体组织中脂肪的含水量最低，所以女人体内含水量较低。

体内的水分总在流动，永不停歇，其流动空间可分为细胞内和细胞外两种。细胞内的液体占体液总量的2/3，存在于活细胞中。其余的就是细胞外的液体，指存在于细胞外的所有体液，包括血清、血浆、间质（组织）液、淋巴液和脑脊液等。水的两极性（它的电荷）及其溶解性和营养价值赋予了它生命力，这些特性的共同作用使水具有了非凡的能力，能够向身体各个部分输送生命的能量：营养素、废物和气体随血浆四处流动，并通过组织液在血液和组织细胞之间进行交换。对于消化来说，水也至关重要，它在分解食物的化学反应中充当反应物。作为身体的润滑液，水分身有术，既以唾液的形式滋润食物，为消化过程做准备，也以别的液体形式出现，减轻内部器官之间或骨骼之间的摩擦。在清除废物方面，水也很积极，不仅以尿液的形式参与，还以肠壁上的黏液来帮助粪便顺利通过大肠。最后，水还具有保护作用，它以脑脊液的形式为大脑提供一层水垫保护，也以羊水的形式包围胚胎、保护胎儿。

矿物质和电解质的重要性

人体内的水除了具有特殊生理功能以外，还与矿物质和电解质的平衡直接相关。人体的平衡，被称为自体平衡，既受体液内矿物质平衡的影响，也受体液内电解质平衡的影响。电解质平衡指的是体液内电解质的类型和数量。电解质平衡很重要，因为电解质浓度的微小变化会引发体液向细胞内外的运动，从而导致血压和血流量的变化及其他变化。

体内的电解质常被称作矿物离子，哺乳动物体液的酸碱度与海水的酸碱度极为相似。一般来说，电解质负责传送体内的电能。许多保健专家相信，维生素的代谢和酶的活动都需要电解质。在能量传送方面，水本身并不导电，只有通过电解质和矿物质，水才能导电。每个人都需要足量的 7 种矿物质——钙、磷、钾、硫、钠、氯和镁，以及其他微量元素。多数矿物质和电解质可以通过食物获得，体液的电解质构成主要由肾脏利用激素进行调节。

关于矿泉水

时至今日，关于喝不喝矿泉水的争论一直没有停歇。在欧洲，无论是饮用还是洗浴，矿泉水都备受青睐。而在美国，一些科学家和保健业者认为，喝矿泉水就如同吃车道上的碎石。另外，许多带气的矿泉水虽然很流行，但从健康的角度考虑不建议饮用，因为它们会导致身体变酸。

反对喝矿泉水的论据如下：矿物成分不确定，每个水源地都不相同；矿物质的分子可能太大，无法被身体分解而卡在肾脏、关节和骨骼组织里；矿物质含量很难达到生物平衡或具有能满足体液需求的适当比例；还有，某个特定水源地的每一种好矿物质，通常伴随一系列不太好的有毒矿物质甚至是重金属。我将把这个问题留给你自己去做决定，但为了安全起见，我推荐饮用经过净化的水。这种水清除了所有矿物污染物，并按照膳食营养配方进行强化或重新添加矿物质，达到了生物平衡，从而更能满足体液对矿物质和电解质的需要。

关于瓶装水

据美国自然资源保护委员会的一份报告称，瓶装水并不比自来水更干净、更安全，这与大家普遍的看法相左。这个位于纽约的环境保护组织检测了超过 100 个牌子的瓶装水，发现其中有 1/3 不符合美国州政府及联邦政府严格的净化标准，而且瓶子标签上清澈的山泉图片很可能误导消费者。根据美国政府和行业联盟的估算，25% ~ 40% 的瓶装水取自公众饮用水系统，报告称它们“实质上是自来水”。虽然联邦政府说瓶装水从未引发疾病，但是报告称，那些免疫系统脆弱的人可能会出问题，对于儿童来说，这一点尤其重要。

这就是为什么我建议所有的水源都要经过净化，去除所有的矿物和化学污染物，无论是天然的还是人为的。最好这种纯净水能够重新添加比例适当的矿物质和电解质，通过强化获得最佳的补水性能，使饮用者得到最大的好处。

从水中汲取基本营养素并排除毒素

从水中汲取基本营养素是一个最新发现，相信对我们未来的健康幸福至关重要。说它重要，一是因为水是各种营养素的天然承载者和运送者，二是因为如今许多农作物和蔬菜都种植在施用大量化肥的农业区，缺乏宝贵的矿物质和营养素。因此，如果你选的水经过适当的清洁净化，清除了所有污染物，并强化了适当的矿物质和电解质配方，这种水就会成为一流的承载者和运送者，可以促进矿物质和电解质的交换，增加营养素的摄取量。

为身体提供高品质的矿物质和营养素非常重要，但是清洁、平衡及排出有害的酸性物质和毒素同样重要。如果有健康秘诀，肯定就是清洁身体内部。向细胞运送营养的水越清洁、越有活性，就越活跃、越有能力将废物和毒素运出细胞并最终排出体外。

身体的pH值和维持碱性状态的重要性

同矿物质和电解质平衡一样，体液的 pH 值和酸碱平衡也对维持体内平衡和良好健康状态起着重要作用。pH 值是用来检测物质或溶液酸碱度的，由溶液中氢离子（正电子）的数量决定，取值范围是 0 ~ 14。普通的水含有相同数量的氢离子和羟基离子（负电子），测得的值是中性，即 pH 值为 7。pH 值低于 7 的溶液呈酸性，高于 7 的溶液呈碱性。在人体中，盐是电流脉冲优良的导体。同它一样，被称作酸或碱的无机化合物（缺少碳元素的化合物）都是电解质，因为它们一旦被离子化并溶于水后就可以导电。

pH 值对健康来说非常重要，原因是活细胞对于 pH 值的任何变化都超级敏感，因此肾脏、肺和一种叫作缓冲剂的化学物质小心地维持着体液的酸碱平衡。其中，血液的 pH 值或酸碱平衡尤为重要，因为血液几乎与体内每个活细胞都有密切接触。血液的 pH 值必须维持在一个很小的范围内——7.35 ~ 7.45，超过这个范围 10% ~ 20% 就很可能导致死亡。我们摄入的酸性食物和饮料，还有空气中的环境污染物和农业耕作中产生的毒素等都会影响身体的 pH 值。事实上，现今人们在谈到健康、健美和体能时，很大程度上忽视了一个问题，就是身体的酸碱度和在饮食中维持健康的碱性平衡的重要性。就以预防为主的保健医学来说，喝碱性水、吃碱性食物将是未来的保健途径。

获得健康活力的自然之道

美国的医学研究和报告指出，身体脱水和酸性废物积聚是今天美国乃至全球健康危机的首要问题，这个观点也得到了欧洲和日本研究报告的证实。日本科学家称，成人疾病潜在的自然起因是体内酸性物质积聚、血液循环差和细胞活性差。成人疾病主要有癌症、心脏病、动脉粥样硬化、高血压、糖尿病、关节炎、痛风、肾病、长期腹泻和便秘、痔疮、哮喘、干草热、过敏、头疼、神经痛、牛皮癣、荨麻疹、湿疹、胃酸过多、消化不良、胀气、恶心、肥胖、牙齿和牙龈疾病、骨质疏松症、腿抽筋、宿醉等。医学研究人员每年花费数十亿美元研制对抗各种成人疾病的药品，遗憾的是，正如我一再强调的那样，没有一种药物对降低体内酸度和毒素堆积水平有帮助。事实上，多数药物都是酸性的，会导致身体产生更多酸性物质，只有清除这些物质，康复才有可能发生。根据日本和欧美当今一流的保健医学专家的说法，除非治疗确确实实清除了体内的酸性物质和毒素，否则最多只能是暂时“治愈”疾病。

由水构成的人获得健康活力的饮水之道

为了帮助身体清除酸性物质，补偿其造成的损伤，你每天应该养成习惯，喝下大约两升能找到的最好的水，有可能的话，喝的水最好略带碱性。pH 值在 8.4 ~ 8.7 或以上的碱性强化水有助于平衡我们常吃的酸性饮食，值得推荐（多数瓶装水和市政自来水呈中性，pH 值为 7.0）。另外，逐渐用碱性水代替原来喝的饮料，尤其是酸性饮料。可乐、咖啡、茶、酒、牛奶和运动饮料都是高度酸性的饮品，不能算作水，而且还有利尿作用，也就是说它们会从身体的细胞里带走水分。为了抵消它们的作用，你需要比平常喝更多的水。由此看来，要做一个明智的饮水者，必须养成喝碱性水的习惯，从而帮助身体中和酸性物质，并为身体和大脑补充水分和能量。如果因为天气炎热或干燥、运动、饮酒、饮用可乐等咖啡因饮料、生病、乘飞机旅行及吃得过饱而觉得有必要多喝水，那就多喝一些。饭前（最好是饭前 10～20 分钟）喝一杯碱性水，可以帮助身体完成需要消耗大量能量的消化工作。实际上，外出吃饭时，建议你自带碱性水，在点餐前喝下 180～220 克水，室温饮用即可。要努力做到喝水解渴，而不是喝可乐、苏打水、茶、加糖饮料或有其他味道的水。有证据表明，全天喝“纯”水的时候越多，越能解渴。

我们在保健领域忽视了很多问题，甚至包括身体最基本的需要——水，这很可笑。在我们选择饮用水和饮料时，无疑会受到市场力量和产品宣传的影响，而且我们尚未提及的一个因素会对这种选择起到推波助澜的作用，这就是那些进入我们家庭和办公室，以及摆在商店货架上的水的实际口感和质量。

碱性水丝般柔滑的口感

当人们说不喜欢某种水时，他们通常的意思是不喜欢那种水的口味。碱性水很柔滑，很清新，好得令人心满意足，它有一种清新的香甜味道，一尝便知。弱碱性水与普通的 pH 值呈中性的水完全不同。研究水和健康关系的专家经常把普通的水说成毫无生气的“死水”。死水可以是经过净化的水，去掉了所有的矿物质和电解质成分，也去掉了它的导电能力和活力；也可以是瓶装水或自来水，夹带着水源地的污染物或有毒物质。生过病的人都知道，精力不济或毫无生气是什么感觉。与之形成对照的是，矿物质和电解质平衡的碱性水有一种振奋精神的力量，比任何其他饮料都更解渴。当然，没有两种水口感完全一致，碱性和正确的矿物质－电解质构成能够影响水的口感，同时，水的温度和纯度也对口感有影响。但是有一点可以肯定，一旦你品尝到碱性水鲜活的口感，就永远不会忘记。喝碱性水是平衡身体酸碱度、让你自然拥有健康活力的简单可行的秘方。事实上，许多人有自己喜欢喝的水或认可的水源，不肯喝别的水。然而，许多人终其一生都品尝不到真正意味上的水，这也是事实。现代的市政水或公共饮水经过化学物质和添加剂的处理，不仅影响了水的口感，而且带走了水的活力，或者是从水源地就带有不好的矿物质组合，影响了水的口感。

先进的水科技

水处理方面的科技进步远超出多数人目前了解的水平，在短短数年里，我们已经从需要过滤自来水进步到需要净化甚至强化自来水以获得最大益处。基本的过滤净化手段，如活性炭和陶瓷过滤、反渗透、蒸馏、紫外线照射、臭氧及其他方法，我们都已经相当熟悉了。现在又出现了一门迅速发展的新兴科学，结合了量子物理学、电动力学、电磁学等领域的理论，带来了水的未来，创造了对水及其与健康、活力和生命本身之间关系的新理解。

要谈论关于水的新技术发展，最好的起点就是先谈谈相对较新的强化水或结构水。在所有新涌现出来的水科技中，结构水（日本称之为离子水）是研究最多、流行最广的一种，它是通过电解产生的。电解这一技术在美国发明后，先在俄罗斯继而在日本被用于商业目的——处理和强化饮用水。日本人对结构水感兴趣并开始尝试可以追溯到 40 年前。

要获得结构水，通常要对水源进行过滤、净化，以去除细菌和矿物质污染，消除不好的口感、气味和氯。接下来，水中业已存在的或后来按照特殊配方添加进去的矿物质和电解质被电解，分离成碱度高的水和酸度高的水。换言之，pH 值通常为 7 的中性水被强化后，分解成两种类型的水，一种 pH 值低于 7（酸性），一种 pH 值高于 7（碱性）。

抗氧化水

1965 年，日本厚生省证实碱性的结构 - 离子水有助于减轻胃肠道紊乱、酸中毒、长期腹泻和消化不良等症状，还认为碱性水能起到对皮肤有益的收敛作用。很多文献支持碱性结构水的许多其他健康功效，包括缓解便秘和降低血压。据说这些健康功效与这种水的3个主要特征有关：一是分子团较小，更容易渗透；二是碱性；三是电解过程中增加的电子有抗氧化性能。这3个因素共同作用增强了水的天然益处，特别是较小的分子团增强了水的渗透性和溶解性，不仅有助于补水，而且提高了水溶解食物和废物以便将其运送和清除的能力。水的碱性有助于身体的酸碱平衡，增加的电子还会提高水的抗氧化潜力，从而使它成为一种抗氧化剂。

喝得更好——4项与水有关的权益

既然我们已经仔细研究了水对于获得健康活力的重要作用，我想向你提出挑战——看谁喝得更好！我们通常认为水理应具有活性，但是随着空气、食物和水源污染程度的加剧，以及现今大规模生产的许多食物缺乏营养素，我们不能再这么无知无畏了。

从人类诞生之日起，水这个因素就引导和影响着人类历史和文明发展的进程。水作为生命的摇篮，最有资格教导我们生命的真谛。观察、探索并实践从水的魔力和寓意中学到的一切，将是明智的选择。

现在，我邀请你行使你的“水权”，内容如下：

4项与水有关的权益

1. 补水。根据体形和体力、脑力活动的程度足量饮水，要喝质量最好、最适合你的水。记住，身体的70%都是水，大脑的85%

都是水。

2. 中和。有可能的话，喝一些弱碱性水来中和体内的酸性物质。这些酸性物质是由高度酸性的食物、酸性饮料和压力导致的。

3. 营养。水是最好的食物，是维生素、矿物质、电解质等营养素最好的载体。喝营养强化水是最为简单易行的健脑、健身、健心之道。

4. 清洁。获得健康活力的核心机密就是保持身体清洁，排出细胞和体内的废物。第 4 项水权就是夜以继日地运出废物和垃圾。

多么简单，多么科学！喝得更好，索取你在这个蓝色星球上的水权，将是明智之举。

21世纪的水疗

从发现水对身心健康有至关重要的作用说起，到新的水科学和先进水技术的出现，自然就说到探索 21 世纪的水疗和未来的“水源地”。

纵观历史，某些地区的水曾久负盛名，甚至享誉世界。矿泉疗养地一般建在矿物质丰富的水源地。许多不同的文明认为不同种类的水有治愈疾病的作用。尤利乌斯·恺撒常去法国维希的一个疗养地，莱昂纳多·达·芬奇热衷于使用从他最喜爱的疗养地取回的水治病。今天，来自各国多个牌子的瓶装水占据了超市的货架。由此我们不难得出结论，并非所有的水都是相似或平等的，正如我们看到的那样，一些水比别的水更特别、更高级。不仅饮用水是这样，就连洗浴用水或用作特殊水疗的水也是如此。

当我们自己、我们的家人和我们的社会进入 21 世纪，要获得健康活力、标准身材和强健体能，我们必须成为明智的饮水者。我们对待饮用水的质量和数量要像对待有机食物和营养品一样高度关注。我们完全有理由对新近发现的水知识及其先进技术抱有希望。我们真的需要一场水的革命，使身心得以康复。

全球性的健康挑战

从各方面都传来同样不容否认的信息——整个世界都在丧失健康。我们的错误行为和错误观念反映在我们的身体上，癌症、哮喘、心脏病、自身免疫性疾病、传染病，所有这些及其他病痛正以惊人的发病率困扰着我们。一度我们曾底气十足地宣称，科学进步能够清除这样那样的健康问题，可是这些承诺如今听起来越来越苍白无力。显而易见的是，未来有效的保健必须更关注预防，而不是过于依赖危机干预技术。

救救孩子，救救地球

我们同样不能忽视环境污染对健康可能造成的严重后果。环境疾病如不良建筑物综合征和多重化学物质过敏症的发病率正在上升。我们有理由相信，所有化学污染物给人体带来的负担和压力会导致健康问题。实际上，每个人的健康都因空气、食物和水的广泛污染而受到损害。认识和接受这一事实，是面对全球健康挑战的一个重要步骤。尤其是儿童，由于他们的耐受力显著低于成人，所以特别容易因毒素积聚而产生短期和长期的健康问题。

显然，如果我们希望获得健康，生活在一个能保证孩子身体健康的世界里，就必须做出改变。特大的好消息是，这样的改变在今天是可以实现的，我们有知识、有技术、有方法，我们能够实现自我康复，并着手为我们的星球疗伤。

水的科学和未来

结构水是一种新型饮用水，通过反渗透进行净化，去除了所有细菌污染物和有害的天然或人为污染，然后按照正确的生物均衡比例重新添加和强化矿物质和电解质，创造出一系列旨在改变生活方式的产品。经过电解和先进的电动力学处理，结构水成为一种具有难以名状的活力的碱性水，具有更好的补水性。它的弱碱性有助于减轻体内酸性物质的危害，因而很快成为那些追求健康活力、标准身材和体力脑力最佳状态的人士追捧的饮料。

附录二

酶的作用

“千里之行，始于足下”这句话你可能很熟悉，这部分内容正合其意。在短短数页里，你将了解到一个惊人的简单却最强有力的方法，利用它，你可以确保自己获得健康长寿、远离病痛的生活。

过去的三十多年里，我对公众演讲时，总会问他们一个问题，请他们举手表决：“有多少人喜欢吃东西？”这个问题屡试不爽，所有听众都会把手举得高高的，好像要抓到从天花板上落下来的百元钞票一样。许多人甚至激动得举起了双手，好像我刚才问的是：“多少人想免费得到一辆自己喜欢的新车？”如果听众数量众多，超过 1000 人，高举的手臂看上去就如同一群正要降落的火烈鸟。等舞动的手臂放下了，笑声停歇后，我会用前面提到的内容进行分析：我们每个人一生中要吃掉 70 吨食物，因此如果我们不得不花费时间弄到和吃下这 70 吨食物，我们希望享受这一过程也是合情合理的。你同意吗？

解放消化系统之回顾

关于消化过程需要大量能量的事实，我已经多次提起过。整个消化和代谢过程——分解这 70 吨食物，提取和利用营养素，清除废物——需要的能量，比你一生花在别的事情上的能量总和还要多。对这个问题稍加思考，你就能认识到其重要性。

有没有注意到饭后你有多累？饭菜越丰盛，你就越困倦。还记得去年的哪个节日吗？饭后你做什么了？正如我在前文问过的那样，你是找跑鞋去了还是找沙发去了？世界各地的人们都有午休的习惯，人们在饭后感到困倦是由于消化过程需要巨大的能量支出。

从你出生到离开人世，生命可供你使用的能量是有限的，能量耗尽，生命也就结束了。用于消化的能量多于做其他事情的能量总和，这是不可改变的生理事实，那么尽可能地简化消化过程或采用某种方式减轻其负担难道不是非常慎重的举动吗？对我来说，这个问题的答案比“太阳热吗”的答案更显而易见。减轻消化过程的负担只有一个长期效果，那就是改善你的生活质量、延长你的寿命，这一点毋庸置疑。

我研究和传授健康生活方式至今已有近 40 年了，在我的每本书中，都仔细描述了可以用来减少消化系统工作量让它定期休息的方法。我强调的是不要让消化系统超负荷工作，这非常重要。在我之前写的书中，有一章是关于合理搭配食物的，食物搭配是一种非常有益的做法，通过分开吃蛋白质（如肉类）和淀粉（如土豆或大米），可以优化用于消化道的能量。如前所述，这种做法的最大好处是简化了消化过程。在本书中，定期单一饮食告诉你如何从消化过程中释放大量能量用于彻底清洁淋巴系统，从长期看可以最终预防疾病，从短期看可以从各个方面极大地改善健康状况。

早先我与你分享了罗伊·沃尔福德博士的工作成果，他使实验老鼠的寿命延长了一倍，其健康状况大为改善，而这一切只是每周两天让消化系统彻底休息的结果。我也观察到野生动物或家养宠物生病或受伤时会停止进食，以便节省消化的能量用于康复进程。当然，成人和小孩也都会在感觉“不舒服”时食欲不振，这同样是由于身体的保护机制试图把本该用于消化的能量转向康复进程的结果。

读到这里，相信你已经明白，为减少消化系统的工作量所做的任何事都是非常明智的。既然如此，我很惊讶大多数人居然都不知道有一个最为简单有效的方式，任何人都可以用这个方式立即极大地减轻消化系统的负担，从而确保自己能够健康长寿。实际上，我不知道什么东西能够带来这么多好处，却受到比它更多的忽视慢待。我说的是什么呢？就是酶!

救命的酶

要向你解释酶及其作用，我可以写一篇晦涩难懂的科学论文，说明分解碳水化合物的淀粉酶如何将淀粉分离成双糖，作用于蛋白质的胃蛋白酶如何将蛋白质分离成较小的肽链，如此这般食物才能被分解得足够小，可以通过小肠黏膜上的绒毛进入血液中。如果我的目标是让你跳过这个部分不看，就真的会那么写，可是，我希望给你的是一个极其简单、毫无学究气的解释，确保你能完全理解和认识酶在维护健康方面所起的生死攸关的巨大作用。任何人倘若希望对体内的酶及其活动有更详细、更科学的了解，当然可以再找些书来读，但是我的基本目标是让你对酶在日常生活中起到的巨大作用有所认识。

酶是蛋白质类化学物质，是人体进行各种化学反应重要的能量来源。我们谈论的化学反应数目巨大，你根本无法弄清楚。实际上，亿万化学反应此刻正在你的体内进行，然而，缺了酶哪个都无法继续。所有的生命，无论是植物还是动物，都需要酶才能活下去。酶意味着生命，酶就是生命。无论何时你听到或说起身体做了什么事，不管是什么，也不管它们发生在体外还是体内，只要与身体某个部分的构建、修复或维护有关，就有酶的参与。如果没有酶，什么都无法完成，生命就将终止。为了有效运转，生命体每天需要制造大量的酶，任务极其繁重。

代谢酶

你需要知道 3 种酶。首先要知道的是代谢酶，它们被称作人体的劳动力，人体的每种活动都离不开它们。如果没有这些蕴藏动力的小发电机不停工作，你就不能吞咽，不能眨眼，不能进行血液循环，不能呼吸，不能把食物转化成血液、肌肉和骨骼，不能走路，不能说话，什么也不能做。正如身体的其他活动一样，淋巴系统的活动及其预防病痛、维护健康的作用全都依赖于代谢酶。

我们都知道，吃得好才能为身体补充各项功能正常运行所需的营养素，包括维生素、矿物质、必需脂肪酸和氨基酸。但是，无论饮食多么纯净，无论有多少优质营养素进入体内，如果没有代谢酶，一切都毫无意义。

我打一个简单的比方来解释为什么会这样。如果要建一所房子，你可能已经把所需的所有材料都运到工地上了，包括木材、锤子、钉子、水泥、砖瓦、灰浆、绝缘材料、电线、屋顶材料等所有的一切。可是仅仅把材料放在工地上是不会建成房屋的，非得有建筑工人对这些材料进行施工安装不可。无论材料有多充足、多高级，没有建筑工人，就没有房屋。代谢酶就是身体的“建筑工人”，没有它们，什么事都做不成。

关于代谢酶有一个非常重要的事实你必须清楚——你的身体能够生产的代谢酶数量有限。我希望你确定无疑地明白我在说什么：你的身体只能生产一定数量的代谢酶，再多就没了！你会，你将会，用光它们！有一个词可以描述代谢酶用光后可能发生的事，那个词就是死亡。死亡实际就意味着再也没有代谢酶能用来保证身体的各项功能正常运行，所以生命就终止了。就好比你出生的时候得到一个银行账户，里面存有一定数量的钱供你一生使用，可以从中取钱，但是不能存入。你可以谨慎地使用那笔钱，细水长流，也可以大肆挥霍，很快就用完。代谢酶也是如此，这是一个极其简单的等式，你需要的代谢酶越多，用得越多，你就越不健康，寿命就越短；你需要的代谢酶越少，用得越少，你就越健康，寿命就越长。关于这一点，已经确定无疑。就健康长寿来说，显然任何少用代谢酶的行为都是非常明智的，应该加以培养。

消化酶和食物酶

第二种酶是消化酶。这些酶的功能你应该非常清楚，它们参与的具体工作就是消化。消化胃里的食物是身体的首要工作，而消化酶就用来消化胃里的食物，就是这么简单。

现在，我要同时向你介绍第三种酶——食物酶，对食物酶的讨论有助于你搞清楚消化酶的作用。所有地里长出来的食物自身都带有在人体内消化分解所需的酶。在讨论食物酶的巨大重要性之前，我想先告诉你一些重要推论，这将有助于你更充分地认识食物酶、消化酶和代谢酶的重要性。

人类与这个星球上其他物种的不同之处很多，其中一个比较重要的差别是人类具有更高级的大脑，拥有思考和推理能力，这让我们可以完成许多低等动物根本不可能完成的事。具有讽刺意味的是，这些能力也是我们在健康方面陷入困境的原因。同样的困境，低等动物根本无需担心，困境的形成与饮食、营养和健康有关。例如，你是否意识到人类是地球上唯一吃熟食的种群？我们同时也是患富贵病最多的种群，前文提到富贵病包括心脏病、癌症、糖尿病、骨质疏松症和肥胖症。食物维系我们的生命，这是不言自明的简单道理，不吃饭你就会死去。但是追溯历史，很久以前我们就开始在享用食物前先进行烹煮，去掉食物的活性，自那以后我们一直在用疾病和早逝为之付出代价。

自然界中的动物不吃熟食，所以不会得富贵病。当然，这也有例外，但是例外的发生只因为那些物种与人类关系密切，关系越密切，疾病就越多。例如，动物园里的动物或者我们养的宠物，以及以某种方式与人接触的动物，也患有同人类一样的富贵病，因为我们喂它们吃熟食！还有比这更清楚的事实吗？

我必须与你分享一项特别重要的研究成果，此项研究成果是世界公认的就这个课题所做的研究中最有说服力的。我在洛杉矶住了35 年，所以我的大部分研究都是在加利福尼亚大学洛杉矶分校的医学图书馆进行的，这是美国最好的图书馆之一。我在那里花费了数百个小时仔细阅读各项研究，寻找支持我观点的证据。在上一本书中我形容找到这个了不起的研究报告的感觉，就好像中了大奖一样。这项研究后来被称作“波廷杰的猫”。

弗朗西斯·波廷杰博士花了 10 年时间，用 900 只猫做了一项认真细致的实验。这些猫的饮食受到严格控制，只吃两种食物，有些猫吃生食，有些猫吃熟食。结果非常确定且有说服力，让我们对生食优于熟食再也没有任何怀疑。那些只吃鲜活食物的猫年复一年产下健康的小猫，它们非常健康，从不生病，也没有早死的现象，只会因年老而自然死亡。然而，那些吃同样的、只不过是经过烹煮的食物的猫，却患上了人类的各种现代病——心脏病、癌症、肾脏和甲状腺疾病、肺炎、瘫痪、掉牙、关节炎、丧失行动能力、性欲减弱、腹泻、易怒以至于对付起来很危险、肝脏损害和骨质疏松症。这些猫的排泄物毒性之大，以至于用其作为肥料的土地杂草不生，而那些只吃鲜活食物的猫的粪便上野草繁茂。只吃熟食的猫的下一代并不健康而且有些异常，第二代常常生下来就有病或死掉，第三代的母猫则根本不能生育。波廷杰博士在小白鼠身上做过同样的实验，得到了与在猫身上完全一致的实验结果。

那么，波廷杰的猫和熟食与酶的讨论有什么关系呢？事实是这样：食物中的酶根本不需要怎么加热就会受到彻底破坏。当你烹煮食物的时候，食物中所含的消化分解所需的酶就被破坏了，不是其中的一部分，而是全部。而且，它们不是有效成分降低了，而是完全消失了。这就为你的身体设下了一个困境，它会造成很坏的影响。正如我所说，消化胃里的食物是身体的首要工作。食物不能一直留在胃里，必须及时加以处理，可是，如果食物经过烹煮，本该从事这项工作的酶就已消失殆尽。在这个紧要关头，身体快速启动自身的智慧，迫使生产代谢酶的机制马上生产消化食物所需的消化酶。这个机制就是那个决定你生活质量和寿命长短的机制。我们已经知道这个机制只能生产一定数量的代谢酶，然后生命就结束了。所以每次你吃熟食，实际上就是在招致疾病、缩短寿命。

之所以会这样，是因为每当你强迫生产代谢酶的机制去生产消化酶时，代谢酶的工作——维持一切机能正常有效地运转从而让你保持健康——就受到损害和阻挠。体内唯一旨在使你保持健康和精力充沛的机制就无法从事它的工作。如果你的淋巴系统负担过重，意味着你的身体正在努力减少已经积聚的废物，这最终会使你生病。每次你吃熟食，不仅削弱了人体的劳动力（代谢酶）努力清洁身体和强健身体的效率，还不必要地夺走了决定你生活质量和寿命的机制，这一切你绝对不想有意为之。

为了获得和保持高水平的健康状态，我们必须保证合理饮食。不要等待，现在就尝试一下，你会为今后健康长寿的生活感到高兴。

附录三

补充剂

补充剂对许多人来说非常重要，虽然这不是我所擅长的领域，但我非常希望能够向你们提供这方面最前沿的信息。我找到并结识了世界上这个领域内最有学识和经验的专业人士之一罗伯特·马歇尔博士[①]，很高兴邀请到这位医学博士和临床营养师就补充剂的问题发表如下意见。

奇妙的人体生来就可以通过食物获得足够的营养。但是如今，随着食物质量逐年下降，找到“值得一吃的食物”变得很困难，在某些地方，这甚至成了几乎不可能的事。

① 罗伯特是一家知名慢性病治疗机构的临床主任，管理这个机构约有 40 年。他获得过美国戴顿大学和普渡大学的学位，是受过国际教育的生化学家和临床营养师。目前他是国际及美国临床营养师协会的主席，也是美国热带医疗卫生协会的会员。他带领来自不同学科的医疗队伍成功地帮助 5 万名病人战胜了自身的病症，从小病小灾到致命重病都有。——作者注

受损的食物＝受损的健康

我认为享用“好东西”是每个人与生俱来的基本权利，不容剥夺。但是，走进本地的食品店就能买到“好东西”的日子一去不复返了。自从我们把食物的生产播种交由“大家伙们”（商业性生产农场）掌管之后，无意间容许了它们用令人意想不到的方式摆布我们的食物。从施用有毒化学品到基因重组，改变如此之大，食物竟然还能生长，真让人难以置信。食用这些受损食物最终会使健康受到损害。

20 世纪 70 年代早期，美国政府的一项研究发现，食物中的矿物质含量只相当于 1950 年的一半，如此严重的营养流失只用了 20 年时间。“大家伙们”持续不断地进行商业性食品生产，食物的营养价值也就持续降低。吃那些营养价值降低了一半的食品，你会健康吗？

每个土豆含有96种农药残留

悲哀的是，如今我们的食物充满各种新型的危险化学品，这个问题如此普遍，以至于我们很少再举手抗议。第一次看见美国食品药品管理局的长期膳食研究（持续数年，1986 年结束）发布的数据时，我大吃一惊。他们从全美食品店里的每种食物中抽取 16 个样本，检测杀虫剂或化学品残留的总量，结果发现蔬菜中毒素残留的水平令人触目惊心。下面是几个典型的例子：西兰花 45 种；土豆 96 种；西红柿 50 种；芹菜 78 种。

管理局的研究还报告了水果中同样惊人的毒素残留水平：苹果 80 种；桃子 97 种；葡萄 63 种；葡萄干 110 种。你没有看错，最后一个的确是市售葡萄干里含有 110 种有毒物质残留。由于管理局的研究终止于 1986 年，我们只能猜测食物中现有的毒素水平。鉴于美国环境保护局的警告：接触杀虫剂是致癌的高危险因素，上面这些毒素残留的数字实在令人难以接受。

让我们的食物供给变得更糟的是，在食物中嫁接细菌和病毒基因，从而制造出的新的“弗兰肯斯坦式”的杂交品种——转基因食品，这种食品会慢慢损害消费者的健康，引发一系列不明症状。据估计，现在食品店里售卖的食品中多达 70% 的产品含有转基因成分。如果你在餐馆用餐，吃的就可能是转基因食品，这些食品迟早会被证明是即将引爆的健康炸弹。

牺牲营养素

是不是吃“有机生长”的食物就可以解决全部问题呢？可惜还是不行。即使收获的有机食物在运输或储存过程中不喷洒化学物品（通常会喷），我们还是处在一个有毒物质泛滥的时代（比以往任何时候都更严重），几乎每天都要接触破坏免疫力的化学物质。每次摄入有毒的分子（在食物、水、空气、洗发水、洗洁精、面霜里都有，这只是随手拈来的少数例子），身体就得牺牲一部分体内储存的宝贵营养素来吞噬、中和这些坏化学分子，之后再通过排泄系统（大肠、膀胱、肺和皮肤）将它们排出体外。

如果身体无法中和毒素会怎样？

如果体内没有足够的重要营养素，又无法快速补充，身体就无法抵抗源源不断的毒素侵袭。没有营养素的帮助，身体别无选择，只能尽量把毒素储存起来（隐藏在任何地方——临近的器官或其他身体组织中），这就是为什么疲乏会越来越严重，毒素会越积越多。繁忙的生活方式通常压力很大，也会加快体内营养素的消耗。例如，在压力极大的情况下，人体 10 分钟就可以消耗掉 5 万国际单位维生素 A。因此，在承受巨大压力的情况下，即便是最健康的人也可能经过短短两小时就变成维生素 A 缺乏者。

大背景

考虑到营养素和有毒化学品之间的战斗日益严重这个大背景，敏锐的观察者已经意识到，重要营养素数量的降低直接导致了你不愿意看到的一切：衰老加速、感觉疲乏、更易生病及其他各种营养缺乏症状（从记忆力差到慢性疲劳到头疼不止）。为身体提供高水平的营养素意味着获得良好的健康状态，而提供低水平的营养素则意味着半死不活。缺乏营养还意味着患上各种可怕的常见慢性病的风险增大，包括各种炎症（如关节炎、前列腺炎、神经炎、肌腱炎等）、糖尿病、哮喘，甚至是癌症。

聪明人已经意识到，常规饮食无法保护自己免受毒素破坏和压力的影响。要从食物——包括有机食物——中获得足够的营养素非常困难，许多人转而寻求营养补充剂。快速发展的营养补充剂市场如今已是亿万美元的大产业。但是，补充剂满足你真正的需要了吗？

维生素补充剂，死的还是活的？

维生素主要源自植物，对身体健康非常重要。虽然需要量不大，但在身体的生长、维护、修复和再生等方面都起着关键作用。由于身体自身无法合成足够数量的维生素，因此许多维生素必须从食物中获取。每种维生素都有其特定的作用和功能，无法彼此替代。

直到 20 世纪 20 年代，我们才开始从食物中提取或在实验室里合成营养素，然后制成药丸作为饮食之外的补充。但是，购买的人要注意了，身体本该从食物而不是实验室中获得营养素。

依据美国药典标准生产的维生素，试图从食物中分离出有效成分，模仿真正的维生素；但是，合成的标准维生素不是食物，虽然它们常常被称为“天然的”，实际上却只是在实验室中合成的化学分离物。在天然食物中，维生素从不单独存在，总是作为大一些的复合物的一部分出现。食物中天然存在的维生素能在体内发挥广泛的作用，而合成的维生素不过是维生素模拟物，只能发挥其中的一部分作用。

合成维生素：大不相同

合成的维生素并非植物组织的一部分，能否安全地完全替代天然维生素的复杂活动仍未得到证实。研究显示，与分离的合成维生素相比，食物中存在的天然维生素具有更好的生物利用度。在电子显微镜下可以看到，合成的维生素呈现出较大的矩阵，边角尖锐突出（有如结晶体），而天然维生素则呈球形，没有尖角。分子小意味着在体内具有更好的生物利用度。消化过程的重要任务之一就是分解食物，使其分子足够小以便通过小肠壁上的绒毛而被身体吸收。

有人认为身体无法分辨维生素来自有机食物还是来自实验室。但是，要想通过获得足够的维生素使身体恢复最佳健康状态，请你注意以下几点：

1. 合成的维生素与天然维生素在化学构成上并不完全一致。

2. 维生素与辅助因子及其他营养素共同作用才能获得最好的效果。这些辅助因素在自然状态的食物中很容易找到，而在合成维生素及许多杂交或转基因食物中却找不到。

3. 并非所有形态的维生素都能同样有效地进入血液。有证据表明，天然维生素比合成的吸收性更好，存留的时间更长。

4. 在吸收营养方面，分子大小是个关键因素。天然维生素易于吸收，因为它们的分子通常较小。

5. 营养素的物理化学形态是决定其生物利用度的重要因素。天然维生素具有人体能够识别的易于利用的形态。

天然维生素：最好的形态

与合成维生素相比，复合食品中的天然维生素在分子大小和形状上具有更好的生物相容性和生物利用度。这并不意味着合成维生素就毫无价值，但是存在于复合食品中的天然维生素显然优于它们的对手。有些合成维生素只是天然维生素的模拟物，并非完全的复制品；有些模拟物具有天然维生素的部分作用，有些则根本没有一点作用；甚至，有些还充当了维生素拮抗剂的角色，会让身体产生缺乏它们所模拟的那种维生素的症状。

天然维生素与合成维生素的对比

维生素的物理化学形态对打造良好的健康状态至关重要，让我们来看一些例子。食物中的维生素A大部分以视黄酯的形态存在，而非视黄醇。在合成维生素补充剂里普遍使用的维生素A醋酸盐，在人体或食物中却不容易找到。研究表明，食物中存在的天然维生素A的血液吸收率比合成的高 1.54 倍。

维生素 B_1 是另一种生命必需的维生素。合成维生素 B_1 是一种煤焦油衍生物，其合成物通常为盐酸硫胺或硝酸硫胺。但是，食物中是找不到这两种硫胺的。一项研究表明，较之合成维生素 B_1，天然维生素 B_1 的血液吸收率要高 1.38 倍，在体内存留的时间要长 1.27 倍。

维生素 B_3（烟酸）在食物中的含量非常少。烟酸的合成模拟物很多，有些还具有维生素拮抗剂性质。多项研究表明，较之合成烟酸，天然烟酸的血液吸收率要高 3.94 倍，在肝脏中存留的时间要长 1.7 倍。

维生素 B_{12} 在体内通常以代谢降解的形态存在，并不含有通常用来合成合成维生素 B_{12} 的氰化物。天然维生素 B_{12} 注射到体内是无毒的，而有些维生素 B_{12} 的合成模拟物在体内会产生类似维生素 B_{12} 拮抗剂的作用。有研究表明，较之合成维生素 B_{12}，天然维生素 B_{12} 的血液吸收率要高 2.56 倍，在肝脏中存留的时间要长 1.59 倍。

维生素 C 现在很出名。然而，合成形态的维生素 C——抗坏血酸，与在食物中发现的天然维生素 C 并不一样。在实验室中，抗坏血酸可以通过改变精制白糖的分子结构廉价获得。研究人员可以轻易去除精制糖碳链中的 4 个氢原子，从而得到抗坏血酸。这是对精制糖的再加工！不会有太多人认为，太阳底下自然成熟的鲜橙中含有的维生素C与从精制糖中得到的抗坏血酸具有相同的健康功效。

一项研究发现，较之合成抗坏血酸，天然维生素C进入红细胞的比例要高1.74倍。另一项研究表明，服用天然维生素C一个月后，胆固醇和甘油三酯的水平可以显著降低；而单独使用合成抗坏血酸或生物黄酮类（维生素P）却没有效果（尽管合成抗坏血酸的确提高了HDL的水平）。这项研究还发现，天然维生素C极大地抑制了动脉粥样硬化的发生。

维生素E很特殊，因为合成形态同天然形态在分子结构上完全相同。然而，天然维生素E总是在食物中与脂类和其他食物成分一起出现。在一项研究中，天然维生素E的生物利用度大约是合成维生素E的两倍。另一项研究发现，天然维生素E在血液中存留的时间是合成维生素E的2.6倍（合成维生素E即合成的α-生育酚，被称作“自然形态”的维生素E）。

我可以继续给出很多例证，来详细说明食物中的天然维生素优于合成维生素，但是我想你已经明白我的意思，无需再多说了。人类生来就可以通过食物获取所需的维生素，令人惊讶的是，对于矿物质来说，情况亦然。

有生命的矿物质才是供人类食用的

说到矿物质，植物与人类的需要迥然不同。植物天生可以靠土壤里的矿物盐存活。有土壤中微生物的帮助，再加上它们自身的酶，植物就能够吸收利用土壤中的矿物盐。通过新陈代谢，植物将吸收的矿物盐加以转化，使其不再以盐的形式存在，而是与各种碳水化合物、脂类和蛋白质相结合，成为植物中的一部分。对于人类来说，最好的矿物质来自食物，特别是植物性食物。在食物链里，人类吃植物，而植物从土壤中获取营养素。

转化为一种有生命的高级状态

在人体内，矿物质以正离子的形态出现。人类通过植物摄入的矿物质就处于离子形态或近似离子的形态。人类通常不吃化学形态的矿物质，也就是矿物盐。矿物盐对人体来说生物利用度不高，因此吸收得就不太好，人类要分解这些矿物盐，需要更多胃酸。然而，大多数矿物质补充剂含有的矿物质都是矿物盐。尽管矿物盐自称“天然”，却无非是磨碎的岩石（如石灰岩中的碳酸钙）或依照药典生产出来的化学合成物。矿物盐是植物的天然食物，却并非人类的天然食物。

多项研究结果表明，较之矿物盐，存在于天然复合食品中的矿物质更好吸收，更好利用，在人体的存留时间也更长。请看看下面的研究结果：

矿物盐与矿物质食品的对比

矿物盐	富含矿物质的食品
钙	血液吸收率高 8.79 倍
镁	血液吸收率高 2.20 倍
锌	血液吸收率高 6.46 倍
铬	生物利用度高 10 ~ 25 倍
铜	在肝脏中存留的时间长 1.85 倍
铁	血液吸收率高 1.77 倍
锰	在肝脏中存留的时间长 1.63 倍
硒	抗氧化效果高 17.60 倍
锗	在肝脏中存留的时间长 5.30 倍
钼	血液吸收率高 16.49 倍

尽管人们可以服用矿物盐中的矿物质，但是食用富含矿物质的天然食品会更有效。合成矿物盐在食物中并不常见。例如，柠檬酸钙实际上是用乳酸或柠檬酸对石灰岩进行加工的产物（并非柑橘类水果提取物）。在特定的情况下，合成矿物盐可以变成毒素，使身体系统负担过重，为了摆脱无机盐，身体必须付出更多努力。对于强健身体来说，存在于食物中的处于生物化学形态、能够滋养生命的矿物质是最好的，它们带着电，是从地球的尘埃转化出来的一种有生命的高级状态。

钙：矿物质之王

钙是矿物质之王，它是体内含量最多、需要量最大的矿物质，也是身体用来缓和生理酸度的重要矿物质。人体吸收钙的能力主要取决于其他一些食物成分，这就是为什么合成钙矿物盐（如碳酸钙）的吸收率比不上那些曾经有生命的钙源。

研究表明，无机盐类碳酸钙（比如某些抗酸产品中含有的碳酸钙）会降低食物中钙（还有铁）的吸收率，却被误认为是好钙。另一项研究表明，像乳酸钙或葡萄糖酸钙这类矿物盐能导致血钙水平升高（高血钙症），却很难被身体组织吸收利用。结果就是，虽然血钙水平很高，组织缺钙的症状却仍然存在（比如关节疼痛、行动不便、高血压、抑郁等）。

在一项研究中，与服用安慰剂的对照组相比，服用葡萄糖酸钙的一组人舒张压没有明显改变，服用含钙食品的一组人舒张压却在 7 周内下降了 8.2%。研究人员的结论是，含钙食品是长期补钙的最佳来源。

图书在版编目（CIP）数据

健康生活新开始 / （美）哈维·戴蒙德著 ； 荀寿温
译. -- 3 版. -- 海口 ： 南海出版公司，2024. 7.
ISBN 978-7-5735-0965-9

Ⅰ. R161

中国国家版本馆CIP数据核字第20244W9N19号

健康生活新开始

〔美〕哈维·戴蒙德 著

荀寿温 译

出　　版　南海出版公司　(0898)66568511
　　　　　海口市海秀中路51号星华大厦五楼　　邮编 570206
发　　行　新经典发行有限公司
　　　　　电话(010)68423599　　邮箱 editor@readinglife.com
经　　销　新华书店

责任编辑　张　锐
特邀编辑　姜一鸣
营销编辑　陈兆鑫　周昕诺
装帧设计　陈慕阳
内文制作　田小波

印　　刷　北京中科印刷有限公司
开　　本　890毫米×1270毫米　1/32
印　　张　10.5
字　　数　200千
版　　次　2024年7月第3版
印　　次　2024年7月第1次印刷
书　　号　ISBN 978-7-5735-0965-9
定　　价　59.00元

著作权合同登记号　图字：30—2017—104